KRÜGER

LISA HARMANN
KATHARINA NACHTSHEIM

Wow Mom

DER MAMA-MUTMACHER
FÜR MEHR ICH
IN ALL DEM WIR

KRÜGER

Aus Verantwortung für die Umwelt hat sich der S. Fischer Verlag zu einer nachhaltigen Buchproduktion verpflichtet. Der bewusste Umgang mit unseren Ressourcen, der Schutz unseres Klimas und der Natur gehören zu unseren obersten Unternehmenszielen.

Gemeinsam mit unseren Partnern und Lieferanten setzen wir uns für eine klimaneutrale Buchproduktion ein, die den Erwerb von Klimazertifikaten zur Kompensation des CO_2-Ausstoßes einschließt.

Weitere Informationen finden Sie unter: www.klimaneutralerverlag.de

FSC® www.fsc.org
MIX
Papier aus verantwortungsvollen Quellen
FSC® C083411

Erschienen bei FISCHER Krüger

Illustrationen: Kera Till
Satz: Christina Hucke, Frankfurt am Main
Druck und Bindung: CPI books GmbH, Leck
Printed in Germany

ISBN 978-3-8105-3073-8

FÜR UNS ALLE

ZWEI DINGE, DIE WIR AM MEISTEN LIEBEN:
1. ZEIT MIT UNSEREN KINDERN
2. ZEIT OHNE UNSERE KINDER

Inhalt

... and NOW, MOM ...! Jetzt bist du wieder dran!

Wow, dein Mutterwerden ist das wohl Faszinierendste, das du je erlebt hast. Und bislang hast du dich ganz gut durch die Gefühlsachterbahn gewurschtelt, die so ein Leben als Familie mit sich bringt.

Nun sind da plötzlich wieder Lücken, die sich in deinem Alltag auftun ... Zeit für dieses Buch etwa. Raum für dich.

Endlich kannst du mal wieder machen, was du willst. Aber, huch, was ist das eigentlich? Was tut dir wirklich gut, was brauchst du auf dem Weg zurück zu dir selbst? Wie geht es dir eigentlich in all dem Wir?

In den letzten Jahren hattest du vermutlich nicht viel Zeit, dich oft und ausgiebig um deine eigenen Bedürfnisse zu kümmern, und auch heute sind die Zeitfenster vielleicht noch klein. Aber sie sind da – und wollen genutzt und mit Leben gefüllt werden.

Das Auftauchen aus der Baby- und Kleinkindphase lässt dich frische Luft schnuppern. Alte Leidenschaften leben wieder auf, und neue kommen hinzu. Jetzt ist die Zeit, die besten Seiten deiner Welt als Mutter mit den besten Seiten deines Lebens als Frau zu verknüpfen.

Wir freuen uns, dir zusammen mit großartigen GastautorInnen und ExpertInnen mit WOW MOM in dieser besonderen Phase zur Seite zu stehen, dich zum Lachen und Nachdenken zu bringen und dir Mut zu machen – für deinen ganz eigenen, künftigen Weg. Und der beginnt genau ... jetzt.

Schön, dass du da bist!

Lisa und Katharina

PS Dieses Buch entstand gefühlt an acht Freitagen im Mai. Ein Wunder, dass ihr es jetzt in der Hand halten könnt.

Kleiner Zwischenruf der Autorinnen zu Beginn

Vielleicht hast du schon unser erstes Buch gelesen: »Wow Mom – der Mama-Mutmacher fürs erste Jahr mit Kind«. Vielleicht kennst du unseren Blog »Stadt Land Mama«, möglicherweise bist du aber auch durch Zufall an dieses Werk geraten. Wie dem auch sei.

Ein Buch für Mütter zu schreiben, in dem es um mehr Ich in all dem Wir geht, war uns schon lange ein Bedürfnis. Denn wenn wir eines in unserer Mutterschaft gelernt haben, dann, dass wir als Frauen nicht untergehen dürfen in all der Liebe und Fürsorge zu unseren Kleinen. Wir wollten dieses Buch unbedingt und waren voller Motivation und Ideen.

Dann kam Corona.

Draußen stand alles still – und drinnen tobte bei uns das Leben. 24 Stunden, rund um die Uhr, alle immer zusammen. Wir mussten, wie viele andere Eltern, zwischen Homekitaing, Homeofficing und Homeschooling über unsere Grenzen gehen. Weniger Ich in all dem Wir war im Grunde nie. Oder sagen wir: Seit der Babyphase nicht mehr.

Sollten wir in dieser Zeit wirklich ein Buch über mehr Freiheiten schreiben, fragten wir uns? *Wann, wenn nicht jetzt*, antwortete der Verlag. Ein Mutmacher für all jene von uns, die da draußen verzweifeln und sich jetzt endlich mal ein bisschen Freiheit zurückholen wollen. Oder vielleicht nur einen kleinen Stups für eine Mini-Auszeit brauchen.

Ja, jetzt ist der richtige Zeitpunkt dafür, sahen wir ein. Gerade jetzt. Denn nie war es wichtiger, uns selbst und unsere Bedürfnisse ernst zu nehmen. Möge dieses Buch ein guter Beginn für deine Zeit werden. Wir freuen uns, dich hiermit ein Stückchen auf deinem Weg begleiten zu dürfen. Für mehr Ich in all dem Wir!

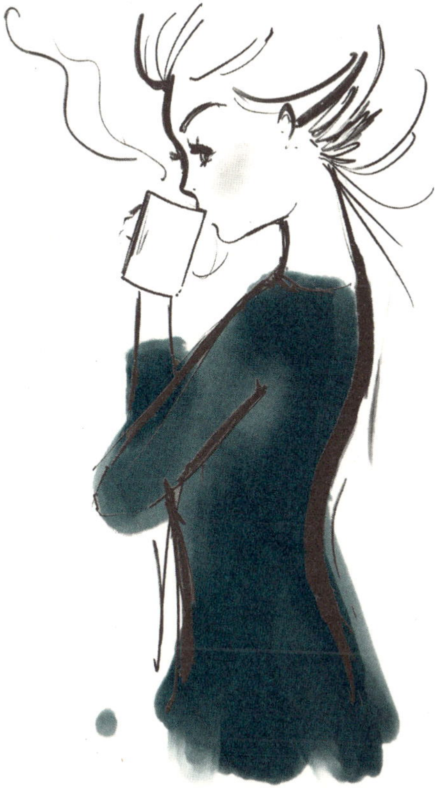

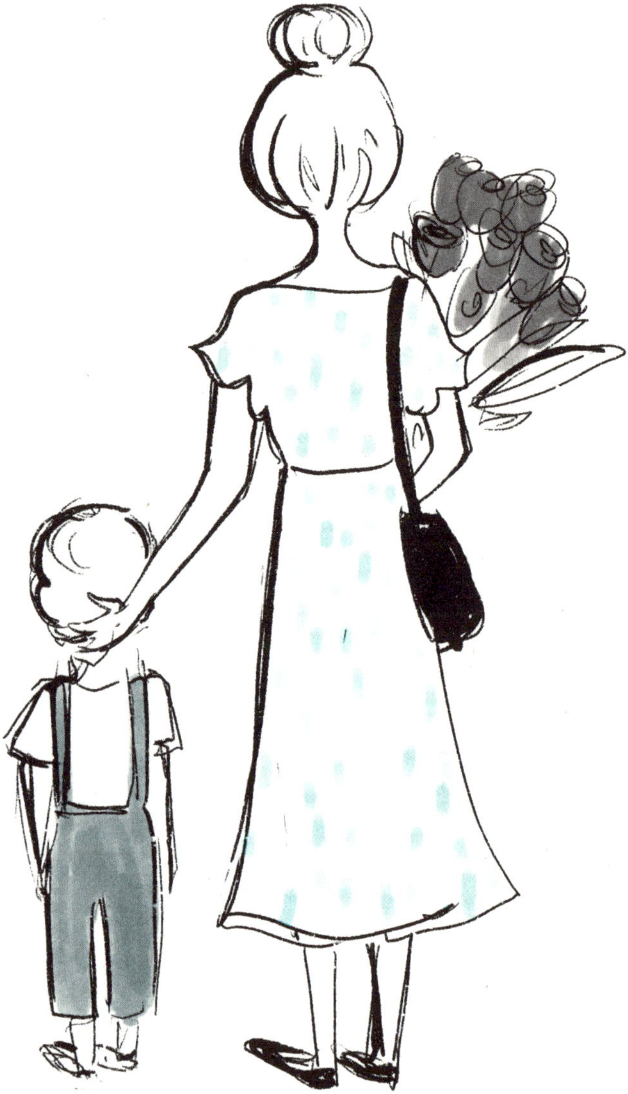

Wow, bin ich überrascht

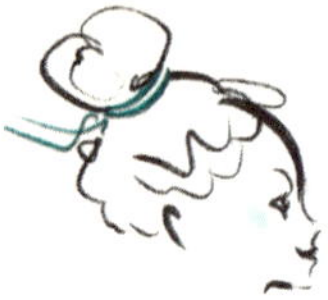

VON LISA

Schwimm dich frei! Vom Weg zurück zu dir selbst

Das Leben mit Kindern ist so unvorhersehbar wie ein gutes Drehbuch. Immer wieder bringt es uns zum Staunen, lässt uns mitfiebern und uns auch öfter mal vor Spannung die Decke über den Kopf ziehen. Täglich wollen wir wissen, wie es weitergeht! Was für eine emotionale Achterbahn dieses Ding namens Leben doch ist! Gerade als Familie passieren einfach immer wieder Dinge, mit denen wir so niemals gerechnet hätten ...

Bevor ich Kinder bekam, dachte ich, ich könnte schwimmen. Ich hielt mich brustschwimmend in einem Pool über Wasser. Klar kam da auch mal einer mit 'ner Arschbombe rein, und es schwappte und spritzte. Aber die Farbe des Wassers, der Geruch nach Chlor, das schützende Dach über dem Kopf, das blieb alles gleich und war verlässlich. Ich fühlte mich sicher.

Dann wurde ich Mutter.

Aus meinem kleinen übersichtlichen Pool wurde ein tosendes Meer. Nichts war mehr planbar, jeder Tag – ach was, jede Schwimmbewegung! – eine neue Überraschung.

Ich musste mich erst mal an die Wellen gewöhnen, an die verschiedenen Wetterlagen, an die sich dauernd ändernden Gezeiten. An Regen und Sonne von oben, an Stromschnellen und die Tiefe von unten. An Sand, Salz und Algen, von Fischen ganz zu schweigen. Und klar geriet ich auch mal unter Wasser. Ruderte wild wie ein Hund, war unendlich erschöpft und brauchte Hilfe. *Bitte nicht noch eine Welle jetzt! Nicht noch ein Sturm! Man reiche mir eine Luftmatratze, damit ich mich kurz in der wärmenden Sonne ausruhen und wieder zu Kräften kommen kann!*

Puh. Und wie viel schöner so ein ruhiges Sonnenbad ist, wenn es nicht mehr der Normalzustand ist! Was für ein Genuss.

Alles, auch unsere Gefühlswelt, ist so viel intensiver geworden. So facettenreich und unvergleichlich. Und gleichzeitig so kräftezehrend und unvorhersehbar. Denn als Mütter schalten wir ja nie ganz ab. Selbst in den Ruhephasen auf der pinken Luftmatratze nicht. Da ist immer noch der Hintergedanke, dass einen doch hinterrücks wieder jemand von der Matte ziehen und ins kalte Wasser stoßen könnte. Permanent in Habachtstellung, um reaktionsfähig zu bleiben. Für uns und unsere Lieben.

Irgendwann stellen wir uns auf all die Unwägbarkeiten ein. Begreifen das wilde Meer mit seinen Chancen und lernen neben dem Brustschwimmen auch noch Kraulen, Schmetterlings- und Rückenschwimmen, perfektionieren unsere Tauchgänge und wissen irgendwann sogar, wie mit einem Schnorchel umzugehen ist, der uns in den ganz intensiven Phasen mit Luft versorgen kann.

Aber wir lernen auch, die Ruhephasen als solche zu nutzen, uns einfach mal auf dem Salzwasser treiben zu lassen, wenn es sich ergibt. Genießen. Und danach vielleicht sogar mal ganz bewusst unterzutauchen und nicht wieder ins Strampeln geraten, sondern die Augen öffnen und die bunten Fische da unten betrachten, die von uns bislang unbekannten Welten erzählen.

Klar, da ist auch Dunkelheit, da sind Korallen, an denen wir uns verletzen können. Aber wir können nach einiger Zeit darauf vertrauen, schwimmend den Weg an Land zu finden. Wir lernen jeden Tag dazu. Wir gewinnen Technik und Selbstbewusstsein, was uns aber nicht hindert, trotzdem ab und an zu zweifeln. An uns und unseren Schwimmkünsten. Wir entwickeln Muskeln und Ausdauer, auch wenn sie manchmal zu schwinden drohen. Wir werden mutig und dafür belohnt.

»IN RAISING MY CHILDREN I HAVE LOST MY MIND BUT FOUND MY SOUL.«
LISA T. SHEPERD

Aus dem anfänglichen Paddeln sind regelmäßige Schwimmzüge geworden. Mal ruhig, mal energischer. Mal vergleichen wir uns mit denen, die sich von einer Motoryacht übers Wasser fahren lassen, mal mit denen, die früher Leistungsschwimmer waren. Und dann lassen wir das lieber wieder sein, weil wir nun mal alle mit anderen Voraussetzungen in unser Leben und unsere Mutterschaft starten. Und weil es nicht um besser oder schlechter geht, sondern um das, was wir aus unseren jeweiligen Möglichkeiten machen. Und vielleicht ziehen wir jemanden mit, der nicht mal eine Luftmatratze hat?

Und dann werden die Kinder größer und schwimmen selbst mal in die eine oder andere Richtung. Und du lässt sie ziehen und vertraust und paddelst weiter, vielleicht wie verrückt, um endlich mal wieder dir selbst zu beweisen, was du noch draufhast. Vielleicht aber auch ganz langsam, um die Ruhe zu genießen und dich dann wieder ganz auf sie zu freuen. Anfangs war es vielleicht noch ungewohnt, aber jetzt kannst du die Momente ohne die Kinder im Blickfeld viel besser genießen.

Du schaust einfach mal wieder in den Himmel, huch, hast du da lang nicht mehr hingeschaut! Wow, was du alles übersehen hast, während du selbst in dieses neue Abenteuer aufbrachst und gleichzeitig andere kleine Menschen, deine Kinder, mit über Wasser hieltest.

Ist das nicht wunderwunderschön? Dieses Wieder-Auftauchen, dieses Wieder-Genießen, dieses Wissen, all das erlebt zu haben und weiter zu erleben und trotzdem wieder Momente für dich zu haben?

Und so aufregend diese Jahre auch sind, so möchtest du auf keinen Fall wieder zurück in deinen langweiligen Pool. Also einen Tag vielleicht noch mal, ohne sich um irgendwas und irgendjemanden zu kümmern. Aber für immer? Never.

Nein, dafür ist unser Leben viel zu vielfältig, bunt und überraschend geworden. Mit nichts in der Welt wollen wir das mehr tauschen. Und den nächsten Sturm? Den möge der Wettergott bitte wegpusten. Und wenn er doch kommt? Dann halten wir den auch noch aus. Schließlich haben wir Kräfte, von denen wir niemals gedacht hätten, dass wir sie entwickeln könnten. Und wer weiß, was dieser Sturm wieder für Neuigkeiten in unser Leben spült. Langweilig wird es hier jedenfalls nicht mehr – so viel ist gewiss.

FALLS IHR MICH SUCHT ...
ICH BEFINDE MICH IM WANDEL.

JULIA SCHARNOWSKI

Wie uns unser Mamasein überrascht ...

... das erzählt uns Dreifachmutter und »From Mom to Wow«-Coach Julia Scharnowski in diesem kleinen Mutmacher.

Mama sein ist ganz besonders. Ganz besonders anstrengend. Das fängt schon in der Schwangerschaft an. Spätestens bei der Geburt, wenn wenige Pfunde Mensch plötzlich dein Leben auf den Kopf stellen.

Mama sein ist ganz besonders. Ganz besonders nervenaufreibend, wenn du irgendwann feststellst, dass dein Kind so ganz anders ist, als du es dir vielleicht immer vorgestellt hast, und dass du eine ganz andere Mutter bist, als du kinderlos immer dachtest.

Mama sein ist ganz besonders. Ganz besonders Furcht einflößend. Vor allem wenn du feststellst, dass dein Kind wunde Punkte in dir berührt oder voll Karacho in welche hineinspringt, von denen du nicht einmal wusstest, dass du sie hast.

Mama sein ist ganz besonders. Eben auch ganz besonders schön, weil wir eine Liebe, eine Faszination und Begeisterung erleben, die unvergleichlich ist. Weil wir Dinge über unsere Seelen und Fähigkeiten erfahren, die uns sonst vielleicht für immer verborgen geblieben wären.

Was macht für dich dein Mamasein besonders?

IN EIGENER SACHE:

Dieses Buch wurde von zwei Frauen geschrieben, die jeweils drei Kinder haben und in einer Partnerschaft leben. Und während ihre Männer Vollzeit angestellt sind, arbeiten sie als Selbständige von zu Hause. Einige Texte mögen also Spuren von Mutter-Vater-Kind oder recht klassischen Rollenverteilungen enthalten. Uns ist es aber wichtig zu betonen, dass wir als Mütter zwar nicht alle im selben Boot sitzen, wohl aber im gleichen Gewässer unterwegs sind. Manche winken uns von ihrem Segelboot zu, andere von ihrem Surfbrett oder Floß, auf dem sie sich aus eigener Kraft voranpaddeln. Einige haben viele Kinder, andere eins. Egal, ob Zwillinge, Jungs, Mädchen oder mit Behinderung geborene Kinder, wir stehen alle vor anderen Herausforderungen. Ob alleinerziehend oder in einer Partnerschaft. Ob in homo- oder heterosexuellen Beziehungen. Ob mit selbst geborenen oder adoptierten Kindern. Ob mit angeschlagener Gesundheit oder fit wie ein Turnschuh ... Das Leben ist bunt, und wir schauen den Menschen nur vor die Stirn. Wir sehen ihre Rucksäcke, wissen aber nicht, wie viel sie darin wirklich schleppen. Deswegen lasst uns einander die Hand reichen, statt noch am Rucksack zu ziehen. Lasst uns nicht kritisch beäugen, sondern neugierig auf andere Lebensmodelle schauen. Lasst uns mal einen Nachmittag auf der Yacht verbringen und mal einen auf Surfbrett oder Floß und dann zurück auf unser eigenes Gefährt klettern, das uns eine Heimat geworden ist.

Blanke Nerven und das große Glück

Von der Überraschung, wie ambivalent Muttergefühle sein können. Und dass sie so friedlich nebeneinander existieren können ...

- Mich nervt, wenn ich schon vor dem ersten Kaffee irgendwelche lebenswichtigen Kuscheltiere, Sonnenbrillen oder Kugelschreiber suchen muss.

- Mich nervt, wenn im Badezimmer eine ganze Flasche klebriger Apfelschorle ausgekippt wird (Was macht die Schorle im Bad?).

- Mich nervt, wenn ich mir beim Kochen mehr Mühe gebe als sonst und es deswegen niemand mag.

- Mich nervt, wenn alle Türen immer geknallt werden.

- Mich nervt, wenn ich alles fünfmal sagen muss, alles fünfmal sagen muss, alles fünfmal sagen muss, alles fünfmal sagen muss, alles fünfmal sagen muss.

- Mich nervt, wenn sie ihre Klamotten einfach dahin werfen, wo sie sie ausziehen.

- Mich nervt, wenn nichts an der Stelle stehen bleibt, an der es eigentlich stehen soll.

- Mich nervt, wenn ich meine Ruhe nicht haben kann, wenn ich sie gerade brauche.

- Mich nervt, wenn sie sich so viel streiten.

- Mich nervt, wenn ich das Gefühl habe, für nichts genug Zeit zu haben.

- Mich nervt, wenn ich sie so sehr liebe, dass die Angst um sie mich aufzufressen droht.

Mir platzt manchmal die Hutschnur wegen solcher Alltagskleinigkeiten. Für einen Moment. Und sobald ich meine Verzweiflung in den Gesamtkontext einordne, zerspringt sie wie eine Seifenblase. Weil sie zu dem gehört, was mein ganzes Glück ausmacht. Dem Leben mit meinen Kindern!

- Das ich liebe, weil das ganze Haus so lebendig ist.

- Das ich liebe, weil meine Kinder mir so viel beibringen.

- Das ich liebe, weil kein Tag dem anderen gleicht.

- Das ich liebe, weil alles so viel Sinn macht.

- Das ich liebe, weil jede Situation so spannende Wendungen nehmen kann.

- Das ich liebe, weil nichts schöner ist als dieses warme Kinderbein, das sich nachts an mich schmiegt.

- Das ich liebe, weil der Geruch auf den Haaren so unvergleichlich ist.

- Das ich liebe, weil ich über nichts und niemanden so glücklich lachen kann.

- Das ich liebe, weil diese jungen Menschen mir die vertrautesten im Leben sind.

- Das ich liebe, weil sie mich so bedingungslos lieben wie ich sie, selbst wenn sie »doofe Mama« sagen.

- Das ich liebe, weil sie mich manchmal im Alltag verzweifeln lassen und mir im nächsten Moment aufzeigen, dass nichts mehr zählt als ihr Wohlergehen.

Ich bin manchmal genervt. Und ich liebe es.

ERSTES KIND ISST DRECK.
SOFORT ZUM KINDERARZT!

ZWEITES KIND ISST DRECK.
ELTERN WASCHEN IHM DEN MUND AUS.

DRITTES KIND ISST DRECK.
ELTERN FRAGEN SICH, OB ES NOCH NÖTIG IST,
MITTAGESSEN ZU KOCHEN.

VIERTES KIND ...
WIR HABEN EIN VIERTES KIND?!

Wofür ich *meiner* Mama dankbar bin ...

Wie erinnern sich Erwachsene an ihre Mutter? Wir haben Stadt Land Mama-Leserinnen gefragt ... Überraschung: Es bleiben vor allem die tollen Momente in Erinnerung! Und glaubt uns, die haben bestimmt auch mal geschimpft oder haben Tränchen in ihr Kissen geweint, wenn sie verzweifelten ... es lohnt sich also alles.

Bei uns war die Treppe immer der Begegnungsort, wenn uns etwas bedrückte. Dann haben meine Mama und ich uns auf die oberste Stufe gesetzt und dort alles besprochen. Danach haben wir uns in den Arm genommen und sind gemeinsam runtergegangen ...

KATHARINA

Ich bewundere meine Mutter, dass sie nie schlecht über meinen Vater gesprochen hat und während der Trennung immer fair und offen geblieben ist. Sie hat unterstützt, dass ich immer ein gutes Verhältnis mit meinem Vater hatte.

CHRISTIANE

Meine Mutter hat mir immer das Gefühl gegeben, dass alles möglich ist, wenn man es nur anpackt. Meine Mutter ist eine totale Macherin, das finde ich toll.

EILIKA

Ich hatte furchtbare Gothic-Phasen mit schwarzem Lippenstift und schwarzen Klamotten. Die Leute mobbten mich deswegen, sogar die Lehrer – meine Mama hat immer wie eine Löwin hinter mir gestanden und sich, wenn nötig, mit jedem angelegt!
MERYEM

Meine Mama hat meinen ersten Liebeskummer sehr ernst genommen und nie belächelt. Ich habe mich da sehr verstanden und gehalten gefühlt. Ich weiß noch, dass ich zwei Tage nicht zur Schule musste. Am dritten fuhr sie mich dann vors Schultor. Ich saß heulend im Auto, sie legte die Hand auf meine Schulter und sagte: »Du schaffst das.« Und ich schaffte es.
FROYA

Meine Mama hat mir die Liebe zum Kochen beigebracht. Sie sagt heute noch, als Kind kam ich von der Schule nach Hause und hab direkt in die Töpfe geguckt.
JULIA

Mit 15 wollte ich die eine Seite meiner Haare abrasieren und ein Hundehalsband mit Nieten tragen. Meine Mama hat es mir gekauft und mir die Haare abrasiert. Ihr hat es nicht gefallen, aber ich fühlte mich von ihr sehr unterstützt und akzeptiert. Danke, Mami!
ROSA

Ich denke immer wieder daran, wie liebevoll sie mich gesund gepflegt hat, wenn ich krank war. Oder wenn ich abends nicht schlafen konnte, durfte ich oft noch lange bei ihr sein, damit ich nicht frustriert im Bett liegen musste. Heute weiß ich, wie anstrengend das teilweise gewesen sein muss.
CHRISTIANE

»Wenn die Hose nicht passt, ist die Hose falsch, nicht du«

Warum quetschen wir uns in Sachen Mutterschaft eigentlich so oft in viel zu enge Jeans, wo wir doch auch viel gemütlichere Hosen tragen könnten ...? Wie viel leichter wir es haben könnten, erklärt uns Coach Luisa Herrling von Mama Time Out.

Luisa, du vergleichst Mutterschaft mit deiner Lieblingsjeans – was meinst du damit?

Ja, Mutterschaft und die Lieblingsjeans haben doch meist eins gemeinsam: Wir können nicht ohne sie, zwängen uns einfach nur irgendwie in sie rein, werden den ganzen Tag von ihr gezwickt und kommen am Ende nicht mehr raus.

Und sind wir mal ehrlich: Wie bei der Lieblingsjeans versuchen wir doch auch in der Mutterschaft viel zu oft, eine »gute Figur« zu machen. In Wahrheit wird uns heute immer noch irgendein ideales Mutterbild suggeriert, an welches wir uns möglichst halten sollen, obwohl es vielleicht überhaupt nicht zu uns passt. Und in meiner Arbeit mit Müttern ist es immer wieder genau dieser Punkt, der sie unglücklich und unzufrieden macht und die Hauptursache für ihre Überlastung darstellt.

> Um in diesem Bild zu bleiben: Was sollten wir Mütter anziehen, wenn wir uns mal wieder total zerrissen und fertig fühlen?

Genau, wir sollten auf die Lieblingsjeans, die zwar den Knackpo macht, aber eigentlich nur unangenehm zwickt, verzichten. Mütter dürfen sich gerne von den idealisierten Rollenbildern, die eigentlich nicht zu ihnen passen, verabschieden und stattdessen die bequeme Strumpfhose mit den Laufmaschen, die geliebte Lederhose mit den Nieten, die viel zu kurze Hotpants oder einfach nur die ausgeleierten Leggins anziehen, wenn sie sich wohler darin fühlen.

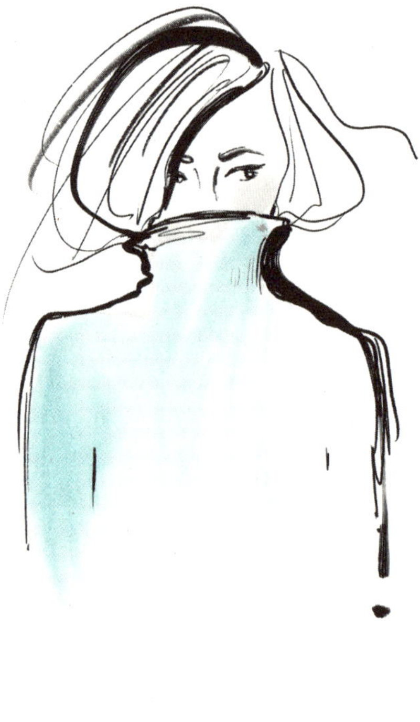

»Wir wollen unser altes Leben zurück. Manchmal«

Hier singt uns Autor Christian Hanne seine ganz eigene Version des Songs: I have a dream. Wer braucht schon Babysitter für Konzertbesuche, wenn er dieses Stück hier frei Haus geliefert bekommt ...

Es gibt diese langen, anstrengenden Tage. An denen sich die Kinder ununterbrochen in die Haare bekommen, auch nach längerer Diskussion im Supermarkt nicht einsehen, dass wir ihnen nicht die Plastikschrott-Zeitschrift kaufen, und sie nach dem Zubettbringen immer wieder aufstehen, weil sie Durst haben oder uns einen dicken Popel zeigen müssen. Wenn wir dann vollkommen erschöpft auf dem Sofa liegen, kann uns schon mal der Gedanke kommen, dass unser früheres, kinderloses Leben auch so seine Vorzüge hatte. Dann schlafen wir ein und fangen an zu träumen.

Wir haben einen Traum! Einen Traum von einer sauberen Wohnung. Einer Wohnung, in der alles aufgeräumt ist, die Wände keine Abdrücke von Kinderhänden zieren, das Sofa unbefleckt ist und der Boden nicht mit Filzstiften bekritzelt wurde. Eine Wohnung, in der sich nicht die Wäscheberge türmen und in der unter dem Tisch nicht mehr Essen liegt als darauf.

Wir haben einen Traum, in dem wir tatsächlich Feierabend haben. Wir hetzen nach der Arbeit nicht zur Kita oder zur Schule, nicht zur Verabredung, zur Musikschule oder zum

Handball-Training. Wir müssen uns nicht um Hausaufgaben kümmern, nicht in Endlosschleife »Lotti Karotti« spielen. Wir gehen nach Hause, essen entspannt zu Abend und schauen anschließend gemütlich »Avengers: Endgame«. Nicht nur zehn Minuten, bevor wir ermattet von den Anstrengungen des Tages einschlafen.

Wir haben einen Traum, in dem wir sonntags bis zehn, elf oder – ganz verrückt – zwölf Uhr im Bett bleiben. Dann verbringen wir einen faulen Gammeltag mit Zocken, Lesen und Serien-Bingen. Und wenn wir schon bei Bett sind:

Wir haben einen Traum von ungestörtem Sex. Von Blümchen-Sex, von wildem Sex, von Kamasutra, von Tantra-Massagen, von Cunnilingus und Fellatio. Zu jeder Zeit, wann immer wir wollen und ohne die Kinder vorher übers Wochenende zu den Großeltern bringen zu müssen.

Wir haben einen Traum, in dem wir Stille genießen. Wir können einen ruhigen Gedanken denken, Zeitung lesen oder ein paar Überweisungen tätigen.

Wir haben einen Traum, in dem wir uns keine Sorgen machen müssen. Keine Sorgen, ob das Kind gesund bleibt, keine Sorgen, wie wir es auf der Arbeit erklären, wenn wir mal wieder früher losmüssen, weil die Kita schließt, keine Sorgen, wie wir das Geld für die teure Klassenreise aufbringen.

Wir haben einen Traum, in dem wir abends ausgehen. Einfach so. Ohne unser halbes Monatsgehalt für einen Babysitter zu bezahlen und ständig am Handy zu kontrollieren, ob zu Hause alles in Ordnung ist.

Wir haben einen Traum, in dem Schule einfach etwas ist, das zehn oder mehr Jahre hinter uns liegt. Wir ärgern uns nicht täglich mit den Hausaufgaben der Kinder rum, es gibt keine nervigen Elternabende, und wir müssen keine Angst haben, zum Elternsprecher oder zur Elternsprecherin gewählt zu werden.

Wir haben einen Traum! Einen Traum, in dem wir Erwachsenendinge machen können. In Restaurants gehen, die weiße Tischdecken haben zum Beispiel. Oder ins Theater und uns Lars Eidinger in »Soll mir lieber Goya den Schlaf rauben als irgendein Arschloch« anschauen oder irgendein anderes Stück, bei dem wir nicht verstehen, was uns Autor, Regisseur und Darsteller damit sagen wollen.

Wenn wir schließlich aus unserem Traum erwachen, gehen wir ins Kinderzimmer und betrachten unsere schlafenden Kinder. Und da kommt die Erkenntnis: Vielleicht sind wir es manchmal überdrüssig, Eltern zu sein, und wir müssen einige Zeit auf vieles verzichten. Aber eines Tages ist die Zeit gekommen, und wir werden all das aus unseren Träumen wieder machen. Wie überraschend und schön ist das eigentlich?!

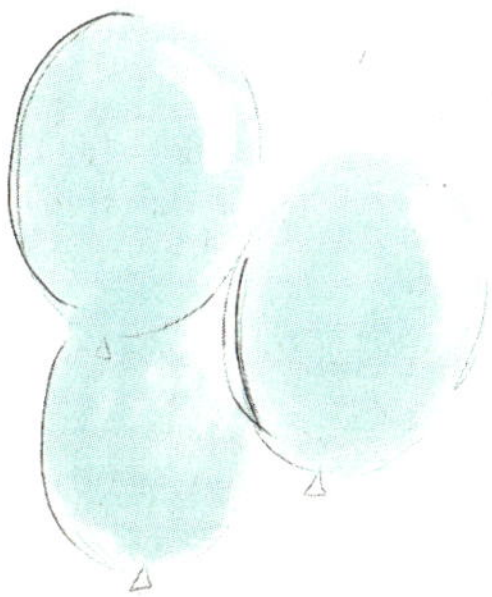

VON KATHARINA

Ein Foto und seine Geschichte

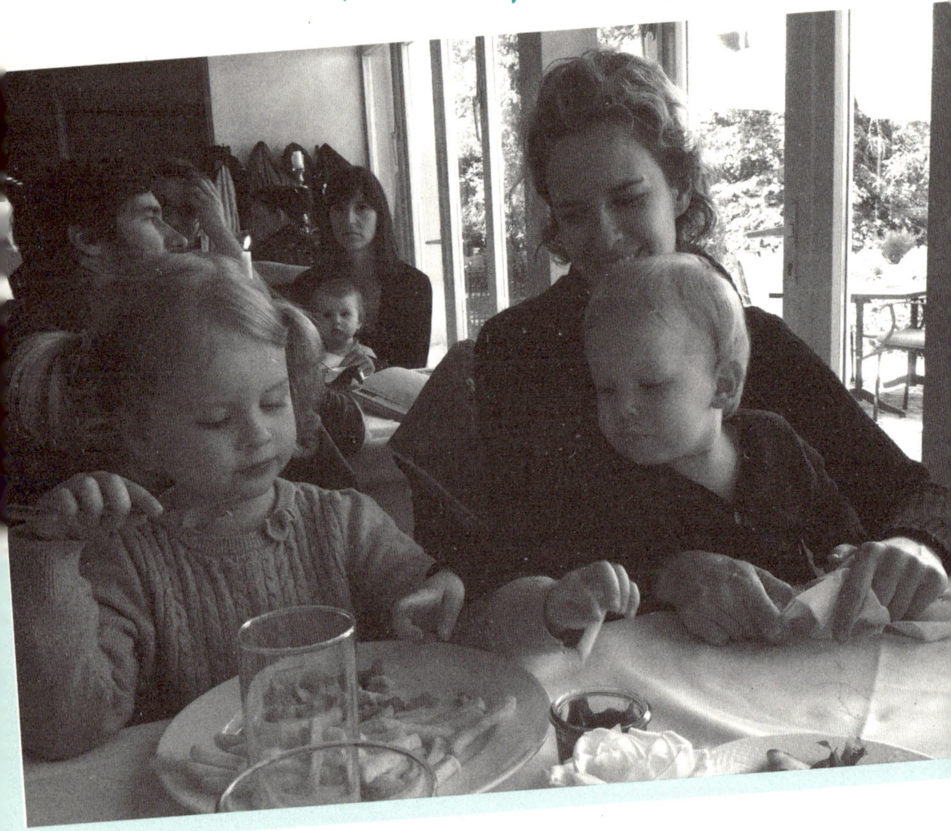

»Also eins ist ja wohl klar: Meine Kinder bekommen später nicht nur Kinderessen. Sie werden alles probieren, und ich werde darauf achten, dass sie sich gesund ernähren. Wenn wir essen gehen, werden meine Kinder nicht durchs Restaurant rennen und andere Gäste und Kellner nerven. Sie bleiben schön am Tisch sitzen, malen ein bisschen, und wir Eltern können uns unterhalten. Das jedenfalls dachte ich vor vielen Jahren, kinderlos und mit Nerven aus Stahl.

Dieses Foto entstand an einem Sonntagmittag, wir waren mit unseren beiden Kindern aus der Stadtwohnung ins Berliner Umland geflüchtet und wollten uns einen schönen Tag machen. Leider spielte das Wetter nicht so richtig mit, weshalb der lange Spaziergang wesentlich kürzer als gedacht ausfiel. Die Kinder waren knatschig, wir genervt und alle bald durchgefroren. Also steuerten wir das nächste Lokal an und bestellten Schnitzel, Pommes und Ketchup. Soulfood. Der Sohn wurde gar nicht erst ins Kinderstühlchen gesetzt, sondern lutschte seine Pommes glücklich auf meinem Schoß und schmierte später die fettigen Finger an mir ab. Wir Eltern sprachen nur Sätze wie »Vorsicht, gleich fällt das Glas um« und »Ob die hier einen Wickeltisch haben?«

Und trotzdem sehe ich, dass ich auf dem Foto lächle. Weil wir als Familie zusammen waren. Weil der Ausflug nun doch noch ein schönes Ende fand, weil die Kellner gar nicht genervt waren, als meine Tochter dann auf Erkundungstour durchs Restaurant ging.

Immer wieder überrascht uns das Leben und alles kommt ganz anders, als wir uns das ausgemalt haben. Wir sind erstaunt, was für ein Akt so ein Essengehen mit Kindern auch mal werden kann, und überrascht, dass es aber eben trotzdem klappt. Ja, obwohl wir dafür all unsere ach so guten Vorsätze über Bord werfen müssen, wenn uns die Realität einholt. Ist es nicht der Kracher, wie flexibel wir in unserem Denken und Handeln als Eltern werden? Wenn mich eins am Mutterwerden überrascht hat, dann ist es wohl das. Denn Schnitzel und Pommes schmecken halt auch einfach zu gut, um ewig darauf zu verzichten ... «

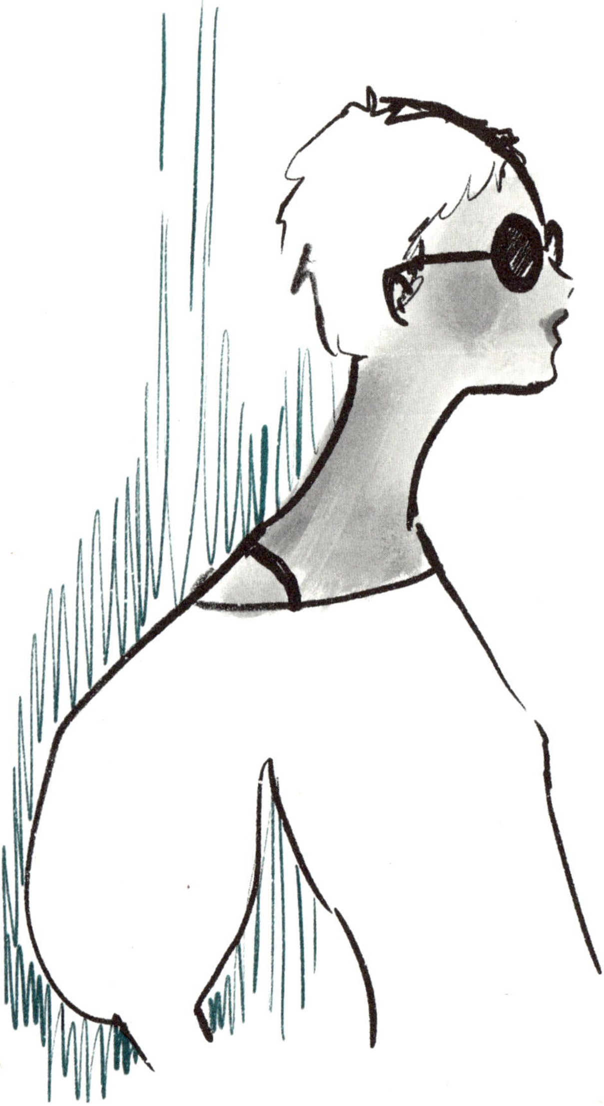

Wow, bin ich selbstkritisch

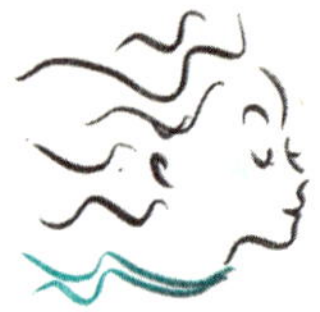

VON KATHARINA

»Wir schaffen jeden Tag so viel mehr, als wir vermasseln«

Eigentlich sollten wir vor Selbstbewusstsein nur so strotzen. Wir haben Leben geschenkt (!), und jeden Abend liegt es satt und ruhig atmend vor uns im Bett. Das allein ist eine solche Meisterleistung, dass wir uns täglich auf die Schulter klopfen sollten. Aber auf der anderen Schulter sitzt halt leider manchmal noch so eine Stimme, die flüstert, dass wir das jawohl alles nicht ganz so doll draufhaben. Dass andere das doch viel besser machen. Dass wir es halt einfach nicht können. Muss das denn sein?

Der Traum kommt einmal im Vierteljahr. Ich sitze an meinem Schreibtisch im Büro, vor mir eine Tasse dampfender Kaffee. Draußen scheint die Sonne, ich bin gut gelaunt. Ich gucke hoch, weil plötzlich neben meinem Tisch der Chef steht. Er reißt die Kabel aus meinem Computer, zieht mir die Tastatur unter meinen Händen weg. »Was soll das denn?«, frage ich empört.

Mein Chef legt mir die Hand auf die Schulter, sein Blick ist mitleidig. »Tut mir leid, aber wir haben leider festgestellt, dass du ja gar nicht für diesen Job qualifiziert bist«, sagt er. Ich bin total geschockt. Was hat er da eben gesagt? Ich habe eine gute Ausbildung, bin fleißig und motiviert, reiße mir seit Jahren in diesem Beruf den A**** auf. »Das ist ja wohl nicht dein Ernst«, erwidere ich fassungslos.

Mein Einwand interessiert keinen. Die Sekretärin stellt mir einen Karton hin und sagt: »Für dein persönliches Zeug. Räum das alles schnell ein, du musst jetzt gehen.« Und was mache ich? Statt rumzuschreien und zu protestieren, packe ich meine Sachen ein und denke: »Ist da was dran? Kann ich echt nichts?«

An dieser Stelle wache ich immer auf. Ich weiß also nicht, ob ich an der Tür noch wutentbrannt »Ihr könnt mich alle mal« schreie – ich befürchte aber, dass ich das nicht tue. Denn die Angst, dass mein Einsatz nicht reicht, alle anderen es besser machen, die begleitet mich oft.

Ich weiß, ich bin nicht alleine mit diesen Gedanken. Ehrlich gesagt, schlagen sich fast alle meine Freundinnen mit Selbstzweifeln rum. Meine Freundin N. zum Beispiel arbeitet als Oberärztin in Berlin. Regelmäßig träumt sie davon, dass sie ihr Lateinabitur nicht bestanden hat und deshalb eigentlich gar nicht Medizin hätte studieren dürfen. Oder P., eine echt erfolgreiche Marketing-Expertin, kriegt immer wieder Magengeschwüre, weil sie fürchtet, dass sie in wichtigen Meetings die Fragen nicht beantworten kann.

IT'S OK NOT TO BE OK.

Natürlich zweifeln wir nicht nur beruflich an uns. Wir schütteln über die Wäscheberge im Keller den Kopf, die wir wieder mal nicht weggeschafft haben. Wir kneifen uns vor dem Spiegel in die Oberschenkel und schwören den Kohlenhydraten diesmal wirklich für immer ab.

Bringt das Kind ein schlechtes Zeugnis nach Hause, haben wir wahrscheinlich einfach zu wenig mit ihm geübt. Redet der übellaunige Vorschüler stundenlang nicht mit uns, stimmt wohl die Mutter-Kind-Bindung nicht. Warum sind andere Mütter eigentlich so viel geduldiger und bringen immer Selbstgebackenes mit? Scheint es nur so, oder kriegen alle anderen dieses Mama-Ding besser hin als ich?

Eigentlich ist Selbstkritik an sich ja nicht verkehrt. Nein, es ist sogar gut, sich regelmäßig zu hinterfragen. Macht mich dieser Job noch glücklich? Wo könnte ich mehr Einsatz bringen? Und wie kann ich Kräfte sparen? Diese Fragen können uns persönlich und beruflich weiterbringen, wenn wir sie ohne diesen zerfleischenden Unterton stellen. Denn das führt letztlich dazu, dass wir uns kaum noch etwas zutrauen, aus Angst zu scheitern.

Vor einiger Zeit stellte ich fest, dass mein berufliches Selbstvertrauen tatsächlich stark gelitten hatte. Sobald ich einen neuen Auftrag annahm, malte ich mir schon mit klopfendem Herzen aus, dass ich diesen nicht zufriedenstellend ausführen könnte. Eines Tages flatterte eine Mail in mein Postfach, ich sollte einen Vortrag halten zum Thema Mutterschaft und Arbeitsleben. Im Publikum würden einige bekannte Gesichter sitzen, TV-Sternchen, Social-Media-Größen und Blogkolleginnen. Ich fragte mich: Was sollte ich denen denn Neues erzählen? Hatten die nicht eh schon mehr drauf als ich?

Ich wollte das alles absagen, bekam Magenschmerzen. Und doch wusste ich, dass »Raus aus der Komfortzone« der einzige Weg ist, um die Selbstzweifel zu überwinden. Denn was, wenn alles ganz gut läuft? Wenn es Spaß macht und ich positives Feedback bekomme? Wenn ich nicht kneife und mich hinter dem Laptop verstecke, sondern meinen Ängsten frech ins Gesicht lache?

Ich habe den Vortrag gehalten. Am Morgen konnte ich kaum etwas essen, war schrecklich nervös. Doch schon wenige Sekunden nach Beginn der Veranstaltung spürte ich: »Meine Ängste waren unbegründet.« Weil ich nämlich was kann. Ich kann was. Das so zu sagen, fällt den meisten Frauen schwer. Versucht es mal! Das ist so ungewohnt. Weil wir nicht eingebildet und arrogant wirken wollen. Aber es ist einfach so: Ich kann was. Wir können was! Alle! Wir sind nicht perfekt, aber wer ist das schon? Und wäre das nicht auch gähnend langweilig?

Es ist nicht schlimm, wenn wir mal einen Fehler machen, wenn wir uns mal verhaspeln, den Faden verlieren. Was schlimm ist: Wenn wir es aus Angst nicht mal versuchen, wenn wir uns kleinmachen oder uns ständig vergleichen. »Sei du selbst. Alle anderen sind bereits vergeben«, hat Oscar Wilde gesagt. Und wir selbst – das sind wir mit all unseren Stärken und Schwächen.

Wenn wir uns mehr zutrauen, mehr an uns glauben und uns auch mehr loben für das, was wir können und tun, bringt uns das ein riesiges Stück weiter. Denn eins ist sicher, und das gilt für uns alle: Wir schaffen jeden Tag so viel mehr, als was wir vermasseln.

**ICH HABE JETZT GENAU DAS RICHTIGE ALTER.
ICH MUSS NUR NOCH RAUSKRIEGEN, WOFÜR.**

Fragen, die ich mir stellen kann:

- Ist mir die aufgeräumte Wohnung für mich wichtig oder für die anderen? (Nachfrage: Fühle ich mich eigentlich wohl im Chaos und räume erst panisch auf, wenn sich Gäste ankündigen?)
- Ist mir die Schminke und modische Kleidung für mich wichtig oder für die anderen? (Nachfrage: Style ich mich an einem gammeligen Samstag auf der Couch ganz ohne Termine?)
- Sind mir gehorsame, angepasste Kinder für mich wichtig oder für die anderen? (Nachfrage: Bin ich selbst eher ein autoritätshöriger Mensch oder liebe ich eher die freie Entfaltung?)

Lasst uns versuchen, die Antworten auf diese Fragen nicht zu bewerten, sondern hinzunehmen und uns selbst damit einfach besser kennenzulernen. Wenn ich weiß, dass mir Ordnung gar nicht so wichtig ist, kann ich auch besser dazu stehen. Wenn ich zufrieden bin mit meinem Äußeren mit oder ohne Schminke, dann strahle ich das auch aus. Wenn ich Freigeister liebe und meine Kinder darin ermutige, kann ich vielleicht auch besser zu Naserümpfern stehen, die mich für eine antiautoritäre Schlapperzieherin halten.

Manchmal müssen wir uns selbst einfach die eigenen Prioritäten bewusst machen, um diese dann auch selbstbewusst nach außen tragen zu können. *So sind wir, und so seid ihr. Und so sind wir alle unterschiedlich.*

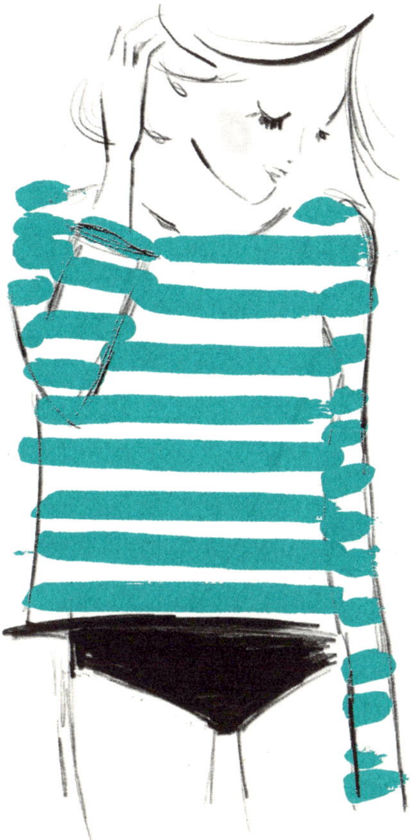

ALINA STIEHM

Mag ich mich selbst?

Die Mutterschaft verändert uns alle. Einige Frauen zweifeln plötzlich an ihren Fähigkeiten, weil alles nicht so läuft, wie sie sich das vorgestellt hatten. Andere wachsen erst durch die Mutterschaft über sich hinaus, weil sie sich nie zuvor so stark gefühlt und geliebt gefühlt haben. Alina Stiehm vom Blog »Liebling, ich blogge jetzt« hat zwei Kinder – und genau das erlebt.

»Früher hasste ich mich. Erst die Kinder haben mir gezeigt, wie wertvoll ich bin. Sie haben mein Selbstbewusstsein beflügelt, denn bevor sie zur Welt kamen und meine Figur ruinierten, war ich mit mir selbst nie im Reinen.

Es wäre so einfach zu behaupten, die Schwangerschaften mit den damit verbundenen Strapazen seien an allem schuld.

Die Wahrheit ist aber: Ich habe mich und meinen Körper nie gemocht.

Ständig war ich am Diäten, habe es mit Sport versucht und verzweifelte regelmäßig, weil ich mein Pensum einfach nicht schaffte. Ich wollte immer anders sein, doch egal, was ich aß, tat oder nicht tat, das mit der Traumfigur bekam ich nicht hin. Heute, nach den Geburten, habe ich noch mehr Kilos auf den Hüften.

Ich schaue an mir herunter, betrachte dieses Wabbelding namens Bauch und wünsche mir nichts sehnlicher, als dass ich mir selbst die Liebe entgegenbringen kann, die meine Kinder für mich empfinden. Dieses Vertrauen, wenn sie sich an mich schmiegen und auf meinem Bauch rumdrücken. Ich schaffe das nicht immer, denn an dem Gefühl zu meinem Körper hat sich nichts verändert ...

... an den Gefühlen zu mir selbst aber eben schon!

Mein ganzer Charakter ist offener geworden durch die Kinder. Zugänglicher. Fröhlicher. Ich würde sogar manchmal leise behaupten, dass ich mich mag. Also die, die in mir schlummert.

Die, die jeden Tag Geschichten zu erzählen hat und mit ihrem Sohn und ihrer Tochter durch die Welt streicht. Ich habe das wirklich lieben gelernt. Ich habe endlich verstanden, worauf es wirklich ankommt. Und ich kann gar nicht sagen, wie dankbar ich meinen Kindern dafür bin.

STELL DIR VOR, DU BEKOMMST FÜR JEDE KRITIK AN DIR ALS MUTTER UND FÜR JEDEN UNGEFRAGTEN RAT JEWEILS EINEN EURO. WIR WÄREN REICH!

JASMIN GERAT

»Ich übe jeden Tag, Mutter zu sein«

Schauspielerin Jasmin Gerat hat zwei Töchter und weiß um die Stärke, die Mütter für ihren toughen Alltag aufbringen müssen. Besonders, weil sie ihn mittlerweile viel freier und unangepasster lebt, als sie das früher von sich gedacht hätte.

Elternschaft ist nichts für Weicheier! Jeder Tag ist anders und voller Chaos, Magie und Überraschungen. Wir wachsen mit unseren Kindern, jeden Moment. Sie sind wie Entwicklungsbooster, sie zwingen uns dazu, nie stehenzubleiben. Ist eine toughe Phase grad überstanden, klopft schon die nächste an. Das ist sauanstrengend und manchmal zum Verrücktwerden, aber ich will es nicht mehr anders haben! Denn jedes Dranbleiben, jedes Wiederaufstehen ist ein weiterer Schritt auf dem Weg zu uns selbst.

Ich übe jeden Tag, Mutter zu sein und mich darin kennenzulernen. Es ist ein endloses Learning by doing. Seit ich das begriffen habe, ist der Druck weg, perfekt sein zu müssen und bloß keine Fehler zu machen. Ich bin kein Mutter-Roboter, der für die Kinder funktionieren muss. Im Gegenteil: Ich bekomme von ihnen sofort gespiegelt, wenn ich angespannt und nur noch im Funktionsmodus bin. Sie zwingen mich regelrecht dazu, auf meine Bedürfnisse zu achten, gut für mich zu sorgen, weil nur dann die Energie zu Hause auch wieder rund und authentisch ist.

Seit ich akribisch darauf achte, dass ich mich auf allen Ebenen erfüllt und ausgeglichen fühle, ist bei uns zu Hause mehr Leichtigkeit eingezogen. Ich empfinde es auch unbedingt als meine Aufgabe, meinen Kindern Selbstfürsorge, Selbstachtung und Selbstliebe vorzuleben. Zu spüren, wann eine Grenze erreicht ist, wann Rückzug und Erholung anstehen. Wann ein Nein wirklich ein Nein ist und ich mich dafür nicht rechtfertigen muss.

Bei uns zu Hause ist ganz klar, wann auch ich meine Auszeiten brauche. Mit geschlossener Tür alleine zu duschen ist nach wie vor eines meiner Highlights! Ich frage mich oft, was wünsche ich meinen Töchtern später im Leben!? Das hilft mir, bedingungslos ehrlich mit mir selbst zu sein und mutige, statt konventionelle Entscheidungen zu treffen.

***Feelings are for feeling,* habe ich neulich gelesen und dachte: YEP, das könnte über der Tür unseres Weiberhaushaltes stehen!**

Meine Kinder erleben mich mit allen Gefühlen, die zu einem facettenreichen Leben dazugehören. Bei uns wird alles angesprochen, was im Raum steht, nichts wird unter den Teppich gekehrt oder weggeredet. Ich glaube an eine gesunde Streitkultur und daran, dass es extrem wichtig ist, Gefühle ausleben zu dürfen und Eigenverantwortung im Umgang mit ihnen zu lernen. Da geht dann der Weg eher mittendurch statt dran vorbei. Klar ist das herausfordernd, aber was wäre die Alternative!?

Meine Mädchen erinnern mich täglich, voll und ganz im Moment anwesend zu sein und mich immer wieder auch auf ihre Welten einzulassen und in ihre Kinderenergie mit einzutauchen. Mit der Kleinen springe und gröle ich zu Nenas

»99 Luftballons« durchs Haus. Mit der Großen durchlebe ich gerade meine eigene Pubertät noch mal – es ist soo spannend, sie beim Großwerden begleiten zu dürfen!

Und klar treiben sie mich auch in den Wahnsinn! Aber diese Weite in meinem Herzen, diese tiefe Liebe und Verbundenheit zu ihnen und meine eigene Lebenskraft, die ich durch meine Kinder gefühlt verdreifacht habe, ist mir all das wert! Graue Haare und Augenränder inklusive!

RABENMUTTER-QUIZ

Du fühlst dich grad wie die schlechteste Mama der Welt, wie eine Rabenmutter? Dann stell dir drei Fragen, und nur, aber wirklich NUR, wenn du alle drei Fragen mit JA beantworten kannst, bist du wirklich eine.

1. Bist du eine Frau?
2. Bist du Mutter?
3. Kannst du fliegen?

STUDIE

MAMA-ZEUGNIS

Welche Note würdest du dir selbst für deine Mutterschaft geben? Genau diese Frage haben Forscher in Österreich Müttern gestellt. Die Antwort: Über 80 Prozent gaben sich selbst ein »gut« oder »befriedigend«. Gerade einmal ein Fünftel der Frauen benotete sich selbst mit »sehr gut«.

Sie seien zu ungeduldig und inkonsequent, nannten die meisten Mütter als Gründe für ihr mittelmäßiges Abschneiden. Interessanterweise waren Frauen, die nur ein Kind oder noch ein Baby haben, gnädiger mit sich selbst als Frauen mit älteren und mehreren Kindern. Heißt: Umso mehr Bedürfnisse eine Mutter unter einen Hut bringen muss, desto schlechter denkt sie, dass sie es schafft.

Interessant wären die Ergebnisse einer Studie, in der die Kinder ihre Mamas bewerten. Wir wetten, fast alle Kids würden ihre Mütter als die beste Mama der Welt bezeichnen. Das wäre ja dann wohl eine Eins plus mit Sternchen ...

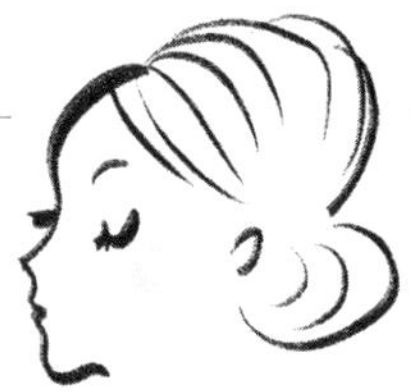

Bullshit-Bingo …

Du musst auch mal loslassen.	Warum hast du Kinder bekommen, wenn du nie da bist?	Was soll denn dein Mann noch alles machen?
Wie wäre es mit ein bisschen Konsequenz?	Wir haben das doch früher auch geschafft.	Kleine Kinder kleine Sorgen, große Kinder, große Sorgen.
Hättest du halt keine Kinder gekriegt.	Die kommen doch auch mal ohne dich zurecht.	Das lässt du ihnen durchgehen?
Hast du denn gar keine Zeit für Sport?	Du bist es aber auch schon ein bisschen selbst schuld.	Nimm doch einfach den Druck raus.
Vereinbarkeit ist doch einfach nur eine Sache der Organisation.	Hast du nichts über Impfschäden gelesen?	Waaas? Noch ein Kind?
Stell dich nicht so an.	Pass bloß auf, sonst sitzt du irgendwann alleine da.	Du willst jetzt schon wieder arbeiten gehen?

Warum flippst du denn so aus?	Tu doch mal was für dich!	Hast du es schon mal mit Globuli versucht?
Na, wenn dir das reicht, zu Hause bei den Kindern zu bleiben ...	Tja, man kann halt nicht alles haben.	Bei uns hätte es das ja nicht gegeben.
Jetzt lass doch mal locker.	Du weißt aber schon, dass du dich so abhängig von deinem Partner machst?	Du begleitest sie immer noch in den Schlaf?
Du jammerst aber schon auf hohem Niveau.	Dreifachmutter? So siehst du aber nicht aus.	Die Kinder können sich doch eh nicht an die Urlaube erinnern.
Entspann dich mal.	Schraub doch mal deine Ansprüche runter.	Sag doch einfach mal nein.
Medienkonsum in dem Alter schon?	Pass auf, dass du das Kind nicht verwöhnst.	Ist doch schön im Homeoffice.

SABINE MAGNET

Und was, wenn ich auffliege?

Obwohl wir jeden Tag so viel schaffen, nagt an uns das Gefühl, einfach nicht zu reichen und nichts richtig gut zu können. Sabine Magnet hat ein Buch über dieses Gefühl geschrieben.

> Die Angst, nicht gut genug zu sein – egal ob im Job oder in der Mutterschaft – begleitet viele Frauen. Tatsächlich wird diese Angst inzwischen erforscht und trägt den Namen »Impostor-Phänomen«. Was genau verbirgt sich dahinter?

Menschen, die eine Impostor-Erfahrung erleben, haben das Gefühl, sich ihren Job, ein Lob oder eine bestandene Prüfung erschlichen zu haben, und sind sicher, dass die anderen früher oder später dahinterkommen werden. Ihre Erfolge führen sie nicht auf die eigenen Fähigkeiten und Talente zurück, sondern auf äußere Faktoren wie Glück und Zufall. Oder weil jemand sie halt nett findet: Sie sind davon überzeugt, dass es nur eine Frage der Zeit ist, bis ihr »Betrug« auffliegt, und alle merken, dass sie gar nicht so gut sind wie gedacht.

> Sind Frauen von dem Impostor-Phänomen häufiger betroffen als Männer?

Es gibt einen Zusammenhang zwischen dem Impostor-Phänomen und dem psychologischen Geschlecht, also den Attributen, die man sich selbst zuschreibt. Menschen, die sich eher stereotyp weiblich beschreiben – zum Beispiel fürsorglich, nett, sozial – leiden eher unter dem Gefühl. Zahlreiche

Studien haben aber gezeigt, dass sich Ehrgeiz, Karrierelust, Selbstbewusstsein und der Erfolg an sich für Frauen negativ auswirken können. Immer noch gibt es für Frauen oft nur die Wahl: gemocht oder respektiert werden? Das findet alles auf unterbewusster Ebene statt. Solch unangenehme Zustände der gefühlten Unvereinbarkeit bezeichnet man als kognitive Dissonanz. Und die halten wir Menschen nicht lange aus. Indem eine Frau also ihren Erfolg als Glückssache beschreibt und ihn abtut, entspricht sie dem Stereotyp und vermittelt: Ich bin keine Bedrohung, ich bin immer noch weiblich, ich bin nett, man kann trotzdem Freundschaft mit mir schließen oder mich heiraten.

Und wie begünstigt die gesellschaftliche Definition der Mutterrolle das Impostor-Syndrom?

Man sagt Frauen nach, Expertinnen in Sachen soziale Interaktionen zu sein, fürsorglich, verbindend, nährend. Die Diskrepanz zwischen der Wahrnehmung der eigenen »Leistung« als Partnerin, Mutter oder Freundin, und dem, was die anderen in einem sehen oder von einem erwarten, kann zu Impostor-Gefühlen führen. Der Druck auf Mütter heute ist immens. Es gibt unendlich viel Literatur zum Thema Kindererziehung und so viele Meinungen, dass man quasi immer etwas falsch macht – je nachdem, wen man fragt. Das fängt schon während der Schwangerschaft an: Was soll man essen? Was ist mit Stress? Kaiserschnitt oder natürliche Geburt? Hausgeburt etwa? Stillen? Was, wenn ich will und nicht kann? Wenn ich mir das vorstelle, drehe ich durch, obwohl ich gar keine Kinder habe. Dann fühlt sich auch noch alle Welt bemüßigt, dir Feedback zu geben, um das du gar nicht gebeten hast. Und nebenbei scrollst du durch Instagram und siehst die Maminfluencerinnen, wie sie ihren vier Kindern, die alle aussehen wie aus dem Ei gepellt, selbst gemachtes Sauerteigbrot servieren, während sie selbst aussehen, als wären sie auf dem Weg zum Fashion-Shoot. Ist ja klar, dass Mütter das Gefühl bekommen, sie könnten das nicht.

Menschen mit Impostor-Phänomen haben auch Schwierigkeiten, Komplimente anzunehmen. Auf ein »Oh, das Kleid ist aber hübsch« antworten sie: »Ach, das ist doch schon ganz alt.« An alle, die sich hier wiedererkennen: Wie komme ich da raus? Wie lerne ich, endlich Komplimente anzunehmen?

Auch das ist Übungssache. So wie du dir antrainiert hast, Komplimente abzutun (denn es gab mal eine Zeit, da hast du das nicht getan), kannst du dir auch antrainieren, Komplimente anzunehmen. Das wird eine Weile dauern. Aber wenn du das wirklich willst, kriegst du das hin.

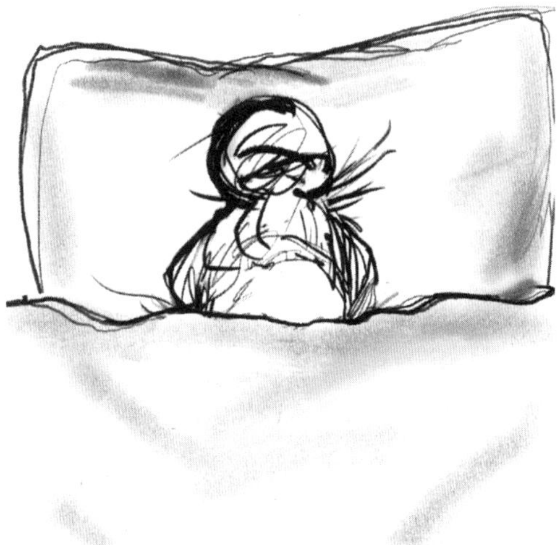

MARLENE HELLENE

Ich bin nicht Pippi Langstrumpf – leider!

Autorin Marlene Ottendörfer hat es als Marlene Hellene zu einer Social-Media-Größe im Internet geschafft – und zwar mit den witzigsten deutschen Tweets zum Thema Elternschaft. Trotzdem tauchen auch bei der Zweifachmutter immer mal wieder Zweifel auf.

VORSICHT!

Dies wird kein Text zum Wohlfühlen. Es wird geschmunzelt und »Awww« gemacht. Es sind keine Lachtränen zu erwarten. Wobei es vielleicht schon Tränen geben wird. Zumindest bei mir. Während ich das hier schreibe.

Ach, und ich werde Wörter verwenden. Wörter, die meine Kinder nicht sagen dürfen. Sogar fremde Kinder werden von mir zurechtgewiesen, wenn sie diese Wörter sagen. Aber dieser Text kommt nicht ohne aus. Sorry, not sorry.

Ich bin am Arsch. Ich gehe auf dem Zahnfleisch. Ich bin fertig. Ich brauche eine Pause. Lasst mich zurück, macht diese ganze Erwachsenen-Sache alleine weiter. Ich bleibe einfach hier liegen. Ernsthaft, mein Kopf platzt bald und mein Herz auch. Seit verdammt vielen Jahren spiele ich dieses Erwachsenenleben-Spiel in Perfektion. Weil es für mich nur einen erstrebenswerten Zustand gibt: Perfektion. Also, nicht bei anderen. Perfekte Menschen finde ich anstrengend und langweilig.

Aber ich muss natürlich schon perfekt sein. Sogar noch eine Spur besser: perfekt, ohne anstrengend und langweilig zu sein. So, als wäre ich es einfach. Als wäre ich vor 39 Jahren aus meiner Mutters Scheide geschlüpft, und zwar perfekt. Schön, eloquent, klug, herzensgut, entzückend, lustig, gebildet (fügt hier gedanklich noch mindestens 150 weitere erstrebenswerte Adjektive ein. Aber der Punkt ist klar, ne?!). Tatsache ist aber: Ich bin all das nicht. Zumindest glaube ich das nicht.

In Wirklichkeit habe ich das Gefühl, ständig auf einem dünnen Seil in zwei Meter Höhe zu stehen. Auf meinen Händen balanciere ich zwei Kinder und auf meinem Kopf Job, Haushalt, Ehe, soziales Engagement und meinen Ruf als lustige Supermutti. Leider wird der Wind immer rauer. Das Seil wackelt, und es kostet mich immer mehr Kraft, nicht zumindest schon mal den Scheiß auf meinem Kopf abzuschütteln. Mein Lieblingszitat aus »Pippi Langstrumpf« war immer:

Tommy und Annika: »Der Sturm wird immer stärker.«
Pippi: »Das macht nichts. Ich auch.«

Ist das nicht ein »Geile Sau«-Zitat? Genauso will ich gesehen werden. Die, die an ihren Anforderungen wächst. Die, die nie Angst hat. Die, die sagt »jetzt erst recht!«. Die, die dem Sturm ins Gesicht lacht. Und vielleicht ist es meine persönliche Midlifecrisis zu merken, dass ich das nicht bin. Dass mir das viel zu anstrengend ist.

Ich will nicht im verdammten Sturm stehen. Ich will vor dem Kamin sitzen und heiße Schokolade trinken. Jemand soll kommen und mich fragen, ob er mir etwas bringen darf, ob ich Hilfe brauche oder wenigstens warme Socken.

Was habe ich mich in meinem Leben schon gequält, nur um die Sturm-Pippi zu sein. Ich habe Enttäuschungen weggelächelt und Schmerzen für mich behalten. In meinen Zwanzigern habe ich unter Panikattacken gelitten. Ich habe so lange mit keinem Menschen darüber gesprochen, bis ich plötzlich nicht mehr in der Lage war, das Haus zu verlassen.

Sturm-Pippi hat keine Panikattacken. Sturm-Pippi schippert über die fucking Weltmeere. Alleine als kleines Kind!

Natürlich war ich eine perfekte Patientin, und so konnte ich das kleine Häuflein Elend wieder in eine Ecke ganz weit hinten im Schrank stecken, und die wilde Fahrt über die sieben Weltmeere ging weiter. Ich wurde schwanger. Erst einmal, dann ein weiteres Mal.

Schwangerschaften und Geburten? Natürlich ein Klacks für Sturm-Pippi. Man ist ja schließlich nicht krank! Das sagt einem doch jeder. Früher haben die Frauen auf den Feldern entbunden und danach weiter Kartoffeln geerntet. Ja, so eine war ich. Äußerlich. Innerlich sehnte ich mich nach den warmen Socken vorm Kamin.

Und selbstverständlich genügte es mir nicht, Mutter zu sein, einen herausfordernden Beruf zu haben und ein erfülltes Privatleben. Ich musste ja auch noch »Internet-Star« werden. Natürlich behaupte ich nicht selbst von mir, »Internet-Star« zu sein. Aber es gibt tatsächlich Menschen, die das behaupten (was bewirkt, dass ich mit tiefrotem Kopf wegrennen möchte).

Und so wird das Seil, auf dem ich stehe, noch dünner, hängt noch höher. Nicht, dass ich das alles nicht will. Ich bin eine verdammte Rampensau. Ich stehe auf Applaus, und ich will, dass Schlüpfer zu mir auf die Bühne geschmissen werden.

Auch »Marlene – I LOVE YOU«-Plakate fände ich toll und irgendwie angemessen.

Das Problem ist nur, dass ich jede Sekunde des Tages mit der Angst lebe, dass es vorbei ist. Dass ich entlarvt werde. Dass die Menschen sich plötzlich die Augen reiben, verwirrt den Kopf schütteln und sich fragen, was sie an der doofen Alten so toll fanden.

Ich habe Angst vor »Hochstapler«-Rufen, Angst davor, mit Fackeln und Mistgabeln aus dem Internet vertrieben zu werden. Aber am meisten Angst machen mir die vielen schönen und klugen Frauen, die ich in den letzten Jahren kennenlernen durfte. Frauen, die ich anfangirle. Frauen, denen ich sofort unterstelle, dass sie mich nicht mögen. Weil sie es merken. Dass ich nicht wirklich Sturm-Pippi, sondern nur die olle Kamin- und Socken-Hellene bin. Socken-Hellene, die es nicht schafft, ihrem Mann klarzumachen, dass seine Überstunden alle auf ihre Kosten gehen. Die freundlich lächelt, wenn ihr jemand Unrecht tut, weil sie zu müde und zu konfliktscheu ist, sich zu behaupten.

Socken-Hellene, die sich Anerkennung von Mann und Arbeitgeber wünscht, aber eben auch denkt, dass sie es wahrscheinlich nicht wirklich verdient hat. Socken-Hellene, die sich irgendwann halt selber Blumen kauft und diese passivaggressiv auf den Tisch stellt. Socken-Hellene, die nur nach außen hin ein großes Maul hat. Die für jeden einen guten Rat und eine Lösung hat, außer für sich selbst. Socken-Hellene, die laut rausschreit, man müsse eben etwas ändern, wenn man unzufrieden ist, aber selber erstarrt.

Warum ich das jetzt alles schreibe? Was der Scheiß soll, fragt ihr euch jetzt? Ich werfe Ballast ab. Wenn ich mich nämlich selbst entlarve, muss ich nicht mehr ständig befürchten, dass das bald jemand anderes tut, und ich kann in Ruhe über weitaus wichtigere Dinge nachdenken, zum Beispiel, wie ich die Siebenjährige als verdammte Schlingpflanze für ein fucking Schulmusical verkleiden soll, das nächste Woche stattfindet und meinen kompletten üblichen Zeitplan zerbombt.

DER HÄRTESTE MOMENT DER ELTERNSCHAFT IST, WENN DU DEN ANDEREN KINDERN ERKLÄREN MUSST, WARUM DAS ERSTGEBORENE EIN BABYALBUM HAT ...

Und ich kann einen Brief an Astrid Lindgren schreiben und in ihrem Grab verbuddeln, in dem ich ihr mitteile, dass Pippi Langstrumpf Menschenleben ruiniert mit ihrem Mut und ihrem Gold und der verdammten Seefahrerei. Dass jeder Pippi sein kann mit Reichtum und Vogelfreiheit, dass es aber auch Menschen gibt, die Geld verdienen und Kinder verkleiden müssen. Menschen, denen es auf Schiffen übel wird und die nicht mal ein Pferd haben, sondern einen Opel Zafira, mit dem sie ihre Kinder zur Schule fahren, wofür sie von Umweltschützern gehasst werden, was dazu führt, dass sie sich schlecht fühlen und in den Schlaf weinen müssen.

Und wenn ich all das getan habe, setze ich mich vor den Kamin und hoffe, dass jemand kommt und mich fragt, ob ich was brauche.

Und dann sage ich ja!

VON KATHARINA

Ein Foto und seine Geschichte

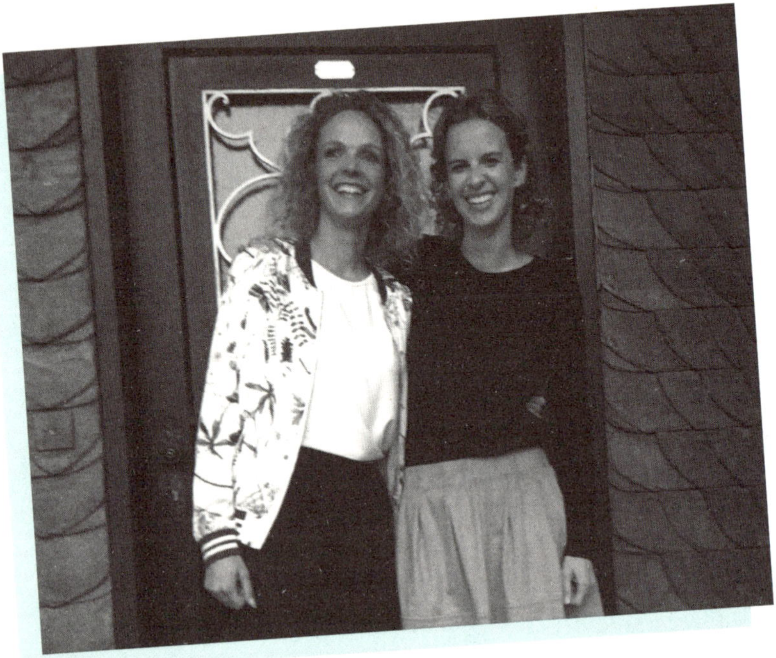

»Du machst das gut!« Vier Worte, die meinen Tag retteten. Ich lag im Bett, fühlte mich mies. Kurz zuvor hatte es einen Megakrach mit meinem Sohn gegeben, den ich nicht zugewandt und geduldig gelöst hatte. Der Wut folgte das Gefühl, als Mutter zu oft zu versagen. All das schrieb ich mir von der Seele und schickte es per WhatsApp an Lisa. Keine Minute später antwortete sie: »Du machst das gut! Das gehört doch alles dazu.« Dieser Satz schaffte es, mich aus meinem negativen Gedankenkarussell zu reißen.

Schlaue Kalendersprüche sagen ja, dass wir uns selbst lieben sollen. Dass innerer Frieden nur von innen kommen kann. Das mag stimmen, aber trotzdem braucht es manchmal einen Blick von außen auf uns selbst. Eine Umarmung, die uns beruhigt, ein Telefonat, das uns aufbaut, einen Spaziergang, der alles wieder ins Lot rückt. Es braucht dann jemanden, der uns mit den liebevollen Augen sieht, die wir verdienen.

Bei mir war das in diesem Moment Lisa. Dieses Foto entstand wenige Minuten, bevor wir zu unserer ersten gemeinsamen Lesung aufbrachen. Ich war unfassbar nervös, wäre am liebsten weggelaufen. Lisa auch, und trotzdem sagten wir irgendwann: »Das wird super! Wir rocken das jetzt.«

Lisa und ich durchleben oft ähnliche Gefühle – lustigerweise aber meist zeitversetzt. Was ein riesiges Glück ist – denn wenn eine von uns gerade wieder alles anzweifelt und in einem Stimmungsloch hockt, kann die andere ihr die Hand reichen und sie da wieder rausziehen.

Zusammen ist man weniger allein, heißt es ja. Das gilt ganz besonders in der Mutterschaft, denn wir erleben doch neben all dem Schönen auch alle mal Momente, in denen wir nicht ganz so stolz auf uns sind, in denen wir lieber anders reagiert hätten. Ich möchte jeder Mama, die zusammengesunken und müde auf einer Parkbank sitzt, eine ganze Horde Freundinnen schicken, die dann sagt: Es geht uns doch auch so! Wir brauchen doch alle jemanden, der uns ab und zu den Arsch und die Seele rettet. Ich wäre übrigens dafür, dass dieser Satz es mal auch in einen schlauen Kalender schafft – ich glaube, er würde vielen von uns helfen.«

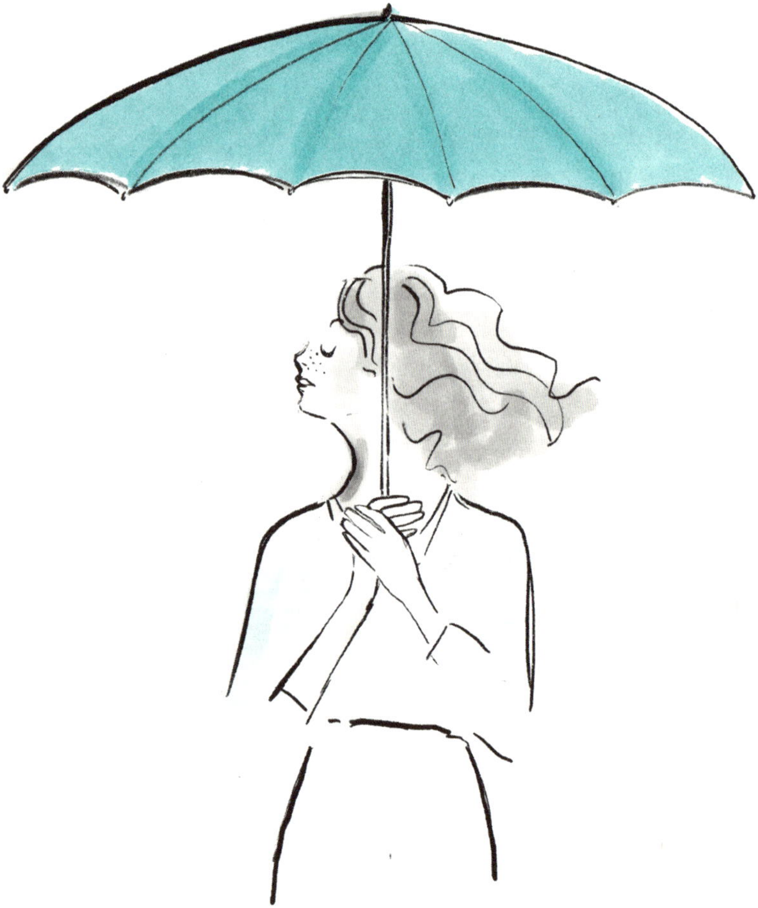

Wow, bin ich gefordert

VON KATHARINA

Wie es gelingt, sich nicht selbst zu verlieren

Manchmal fühlen wir Mütter uns wie eierlegende Wollmilchsäue – oder glauben zumindest, wie welche funktionieren zu müssen. Geht es eigentlich nur mir so, dass ich permanent das Gefühl verspüre, immer noch nicht alles erledigt zu haben? Oh nein, ganz bestimmt sind wir mit diesen Gedanken nicht allein. Hätten wir Arme wie Tintenfische, wir hätten für jeden Arm etwas zu tun. Ist es nicht der Wahnsinn, wie viele Bälle wir gleichzeitig in der Luft halten können?

Neulich war wieder so ein Tag, an dem ich dachte, wir seien die schrecklichste Familie auf der ganzen Welt. Nichts klappte, die Stimmung war mies. Auf jede Bitte gab es ein »Warum« oder ein »Nö«. Ich wünschte mir so sehr, dass einfach mal gemacht wird, was ich sage. Ohne diese ständigen Diskussionen und Aufforderungen. Kurz: Ich war genervt, die Kids waren genervt – der Tag schien zudem kein Ende zu nehmen.

Ich hatte gerade alle drei Kinder ins Auto gesetzt, als eine Nachbarin ankam und meinte: »Ich habe ja auch zwei Enkelkinder, ich weiß also, wie anstrengend das alles sein kann. Aber bei Ihnen sieht das immer alles so leicht aus.«

Ich war kurz davor, laut und hysterisch loszulachen und zu rufen: »Leicht??? Ich dreh heute noch durch. Ich mag nicht mehr.« Natürlich lachte ich nicht laut, sondern bedankte mich für das liebe Lob, versicherte aber, dass manche Tage sich ganz und gar nicht leicht anfühlen ...

Diese Szene ging mir aber nicht mehr aus dem Kopf. An einem Tag, an dem mich die Mutterschaft fast erdrückte, sagte mir jemand, es wirke bei mir immer so leicht. Das zeigte mir wieder mal: Von außen wirkt so vieles anders.

Von außen kann man die Kopfschmerzen nicht sehen, nicht das Genervtsein, nicht das Tausendmal-alles-sagen-Müssen. Außenstehende sehen die Wäscheberge nicht, die Unzufriedenheit mit der eigenen Unzulänglichkeit in der Auseinandersetzung mit den Kindern, die Augenringe nach einer kurzen Nacht. Sie wissen nicht, dass es schon wieder nur Nudeln mit Butter gab, dass man Bauchschmerzen wegen der nächsten Steuererklärung hat. Sie ahnen nicht, dass man über die hohen Preise für Kinderwinterschuhe entsetzt ist, dass die Betten eigentlich alle frisch bezogen werden müssten, dass es wieder Streit wegen der Hausaufgaben gab.

Bevor man Kinder hat, kann man sich auch nicht vorstellen, wie viele Entscheidungen man jeden Tag treffen muss. Sechsfach-Impfung auf einmal oder lieber splitten? Montessori oder Waldorf oder einfach Einzugsschule? Jeden Tag Medienzeit oder nur am Wochenende? Müssen Kinder ein Instrument lernen oder nicht? Mische ich mich in den Geschwisterstreit ein, oder klären die das allein? Ist das nur ein kleiner Infekt, oder sollten wir mal lieber zum Arzt? Wir sind so gefordert, dass es im Kopf nonstop rattert.

Zeit, dies anzuerkennen: Mutterschaft ist eine riesige Herausforderung. Manchmal denken wir, dass wir an ihr scheitern – aber das tun wir nicht. Jede Erfahrung, jeder Tag, einfach alles macht unser Leben reicher und uns letzten Endes auch stärker. Und wir werden zu Multitasking-Weltmeisterinnen.

Ich backe Kuchen fürs Sportfest und telefoniere gleichzeitig mit wichtigen Kunden. Beim Vokabelnabfragen lege ich Wäsche zusammen, und während ich mein Kind in den Schlaf streichele, buche ich den nächsten Sommerurlaub. Da kann uns schon mal schwindelig werden, bei so vielen Dingen, die wir jeden Tag wuppen. Es ist anstrengend, ohne Frage. Aber es macht auch ganz schön stolz, so viel auf einmal gemanagt zu kriegen.

Wenn wir dann unseren Kuchen beim Sportfest zurückkaufen und dabei unsere Kinder anfeuern. Wenn wir einen tollen Auftrag abschließen und mit Freundinnen darauf anstoßen. Wenn wir merken, dass all das Sinn macht, weil wir selbst weiterkommen und unsere Kinder zu selbstbewussten, glücklichen Menschen heranwachsen – dann wissen wir, wie gut wir die Herausforderungen des Lebens meistern.

»EIN VOLLER TERMINKALENDER IST NOCH LANGE KEIN ERFÜLLTES LEBEN.«
KURT TUCHOLSKY

Niemand von uns hat nur gute Tage. Niemand von uns ist perfekt. Niemand ist immer geduldig. Bei keinem sind die Kinder immer friedlich, und bei keinem spielen die Geschwister immer nur fröhlich. Und natürlich treffen wir manchmal auch falsche Entscheidungen. Sind zu gestresst, zu ungeduldig und schon gar nicht gut im Pfannekuchenbacken. Natürlich gibt es Tage, an denen wir gerne alles hinschmeißen würden.

Genau an solchen Tagen müssen wir aber besonders auf uns achten und uns Zeit für uns selbst nehmen. Wenn wir immer nur für andere da sind, geht uns irgendwann die Kraft aus, und wir verlieren uns selbst. Ich ziehe mir an solchen Tagen immer die Schuhe an und renne eine Stunde durch den Wald. Oder ich fahre zu einer Freundin und kotze mich aus. Sie öffnet dann eine Flasche Wein, hört mir zu und nickt an den richtigen Stellen. Weil sie weiß, dass ich genau das jetzt brauche.

Zu spüren, was wir selbst wann brauchen, hat nichts mit Egoismus zu tun. Es hat mit Selbstbestimmtheit in all der Fremdbestimmung zu tun und damit, unsere eigenen Grenzen zu kennen. Und wer hat uns diese je besser aufgezeigt als unsere Kinder? Sie haben uns zu denen gemacht, die wir jetzt sind. Sie fordern uns heraus und lassen uns bewusstere Entscheidungen treffen; sie verlangen von uns, klarer zu werden in unserem Wollen. *Jetzt bist du dran. Und dann bin ich dran.* Ja, nicht nur du hast Bedürfnisse, die erfüllt werden wollen, sondern auch ich.

Hier die Balance zu finden, damit alle glücklich werden, das ist die Herausforderung. Wir nehmen diese Challenge täglich an. Und haben jeden Tag die Chance, besser darin zu werden. Denn alle Familienmitglieder zählen. Und nur eine zufriedene Mama hat die Geduld, auch beim zehntausendsten »Maaaamamaaaa« nicht an die Decke zu gehen. Wir sind alle gefordert und haben uns deswegen eben auch alle mal ein Päuschen verdient.

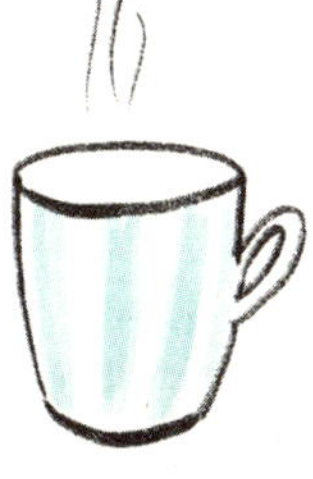

MACH DOCH MAL SPORT,
HABEN SIE GESAGT. ICH HABE ZWILLINGE!
ICH MACH EUCH GLEICH SPORT!!

Glaubt mir, ihr redet nicht gegen Wände!

Liebe Freundin mit kleinen Kindern, die du mich neulich anriefst und sagtest, deine Jungs hätten sich auf der Fahrt in den Urlaub schon nach zehn Minuten so gestritten, dass du überlegst hättest, wie du mindestens einen von ihnen unauffällig an der nächsten Raststätte loswerden könntest ...

Liebe Freundin, die du schon beim Frühstück ausrastest, weil du zweimal freundlich dein Kind gebeten hast, nicht die ganze Zeit mit den Fingern auf dem Holztisch zu trommeln, und es dann trotzdem weitermacht. Jedes »Tock, Tock« wie Salz in deiner Wunde der Überforderung. Und dann noch ein Spruch deiner Großen: »Mei, du flippst aber auch wegen allem aus grad.« *Achtet hier eigentlich auch irgendwer mal auf MEINE Gefühle?*

Liebe Freundin, die du in deiner Kinder-Begleitung auf Empathie, Demut und Dankbarkeit setzt und immer mal wieder zweifelst, ob du nicht doch mal strenger werden solltest ...

Bitte zerbrich dir nicht den Kopf! Bleib dran und hab Geduld.

Ich weiß, du kannst nicht in die Zukunft sehen. Aber lass dir von mir mit drei Kindern in der Pubertät sagen: Es kommt bei ihnen an, was du tust! Es setzt sich in ihnen fest, was du ihnen vorlebst. Sie dürfen dich weinen und verzweifeln und wüten sehen, weil das zum Leben nun einmal dazu gehört. Genauso dürfen sie dich lachen und tanzen (peinlich!) sehen.

Was sie bekommen, ist eine authentische Mama. Eine, die Gefühle nicht wegdrückt, die ist, wie sie ist. Steter Tropfen höhlt den Stein. Darauf kannst du vertrauen. Mit Liebe zu erziehen kann nie falsch sein. Auf Verständnis und Einsicht zu setzen mag sich manchmal sinnlos anfühlen, aber es wirkt.

Sei geduldig – auch mit dir selbst!

Und irgendwann stehen sie dann vor dir und haben trotz zweifacher Aufforderung am Abend zuvor nicht ihre Schultasche gepackt, und es wird hektisch am Morgen, und alle brüllen mal wieder rum, und du versuchst, den Schmerz und die Wut zu veratmen, weil sie mal wieder nicht gehört haben, und dann findet sich doch noch alles, und dich erreicht danach eine SMS mit einer Entschuldigung, weil sie gemerkt haben, dass die Hektik auch deinen Morgen ruiniert hat, und dann weißt du, dass doch ganz schön viel angekommen ist bei ihnen ...

Dass sie vielleicht nicht an alles denken in ihrem Alter, dass sie das aber sehen. Dass sie mitfühlen und dass ihnen ihre Umgebung nicht egal ist. Und ist das nicht alles, was wir erreichen wollen? Wir wollen sie doch gar nicht zu top funktionierenden Robotern machen, sondern zu mitfühlenden, empathischen, sozialen Wesen.

Alles wird besser – irgendwann!

Was ich sagen will: So aussichtslos die Lage in mancher Phase auch scheint. Es ist nicht umsonst, was wir tun. Jedes Gespräch, jedes Drücken – das alles kommt an bei unseren Kleinen.

- Wisst ihr noch, wie wir uns nicht vorstellen konnten, jemals wieder eine Nacht durchzuschlafen?
- Wisst ihr noch, wie wir uns nicht vorstellen konnten, dass dieses Kind jemals läuft oder redet?
- Wisst ihr noch, wie ihr dachtet, das Kind würde für immer »Maaaamaaaa, Paaapaaa« rufen, wenn es im Bad fertig ist?
- Wisst ihr noch, wie sie euch sagten, spätestens mit dem ersten Freund oder der ersten Freundin würden sie aus dem Familienbett ausziehen? Und du panisch dachtest: Dann erst?!
- Wisst ihr noch, wie ihr Angst hattet, dass sich das mit dem Schnuller niemals erledigt?
- Wisst ihr noch, wie ihr dachtet, ihr überlebt den Abschiedsschmerz an der Kitapforte nicht?

Ihr merkt es selbst, oder? Was können wir stolz sein auf all diese (Fort-)Schritte. Stolz – nicht nur auf unsere Kinder. Sondern auch auf uns.

Raus aus der Stressfalle

Zwei konkrete Beispiel-Situationen von Familienberaterin und Elterncoach Inke Hummel, die zeigen, wie wir es als Eltern schaffen, auch schwierige Stresssituationen gut zu überstehen.

Heimkommen: »Hauptsache, ich komme selbst erst mal kurz zur Ruhe«

Ihr habt alle einen langen Tag hinter euch – im Job und in der Kita oder Schule –, kommt heim und wollt gammeln, lesen, spielen, abschalten, jeder auf seine Art. Doch davor müsst ihr alle dringend etwas essen, und irgendwie hat auch seit dem Morgen niemand den Esstisch abgeräumt, die Zahncreme aus dem Waschbecken entfernt, das Geschirr von gestern Abend in die Spülmaschine gestellt und die klebrige Marmelade vom Boden entfernt. Also wollt ihr Eltern nur schnell drei, vier Handgriffe machen und seid dann auch gleich für die Kinder da, toben, lachen, spielen, kuscheln ... *»nur einen Momeeent noch!«*

Doch in der Zeit explodiert bei den Kindern bereits alles: die matschige Schuhsammlung im Flur, die Legokiste auf der Treppe, der Geschwisterstreit. Der Lösungsweg ist gar nicht so schwer:

Pläne umdrehen und »gut genug« statt perfekt wählen!

- Tauscht die To-dos aus und kommt erst mal mit den Kindern an. Klamotten im Flur liegen lassen, Küche und

Bad ignorieren, gemeinsam einsteigen und den Kindern helfen anzukommen. Losspielen mit einem flotten Essen auf der Hand (Trockenobst und Nüsse sind immer sofort greifbar und beruhigen das Magenknurren), kuscheln, erzählen, lachen.

- Und wenn jeder seinen Platz gefunden hat, könnt ihr schauen, ob gemeinsames Aufräumen (spielerisch) geht oder ihr sogar allein dazu kommt – oder heute mal nicht, und ob ihr was Größeres kochen könnt oder ein Brot reicht und erst am Wochenende etwas Ausgefeilteres auf den Tisch kommt.

Feiern mit Freunden: »Wer Kinder hat, hat auch Halligalli – nicht persönlich nehmen«

Eure Freunde kommen zu Besuch: viele Erwachsene, noch mehr Kinder. Ein Elternteil freut sich aufs Bier und Getratsche mit den Kumpels, der andere auf Cocktailschirm und gute Gespräche. Doch während noch nicht mal jeder ein Getränk in der Hand hält, werden die fremden und erst recht die eigenen Kinder schon zu wilden Raketen, stürmen das Haus, zanken und brauchen Reglementierung, Ideen, Hilfe. Und schon steht der Jüngste weinend auf der Couch, während der Älteste entsetzt den Zutritt zu seinem Zimmer verbieten will.

Ganz verhindern kann man das nicht. Wer kleine Kinder hat, hat auch Halligalli, und ruhige Gespräche mit Freunden für Stunden am Stück kommen erst irgendwann wieder. Da an der Erwartungshaltung zu schrauben tut den Nerven schon mal gut; wer damit rechnet, dass es schwierig wird, wird nicht enttäuscht, sondern höchstens erfreut, wenn es doch besser läuft als gedacht.

Ein bisschen kann man dennoch tun. Der Lösungsweg heißt hier: Vorbereiten und Begleiter bestimmen!

- Klärt auf jeden Fall im Vorfeld mit euren Kindern, was die Gastkinder nicht benutzen sollen, und räumt es weg. Plant eventuell gemeinsam konkrete Spielvorhaben (oder -bereiche) und bereitet sie vor.

- Wählt wenn möglich eher mal andere Orte als die heimische Wohnung: Draußen ist alles besser mit einer Meute Kindern!

- Bestimmt jedes Mal im Wechsel, wer von euch Eltern für die Kinder zuständig ist. Einer sollte beim Ankommen schauen, dass alle einen Platz im Chaos finden, und im Verlauf der Ansprechpartner für die Belange der Kinder sein. Dann hat der andere dieses Mal Partyzeit und mehr Möglichkeit, seine erwachsenen Freunde zu genießen. Und nächstes Mal ist es andersherum!

EXTRATIPP

Das festgelegte Abwechseln kann euch auch sonst im Alltag eine Strategie sein, um zu vermeiden, dass ständig unklar ist, wer nun bespaßen, Streit schlichten, das kranke Kind betreuen oder die Hausaufgaben kontrollieren muss. Klärt das, haltet es gegebenenfalls ruhig schriftlich fest, auch wenn es erst mal bürokratisch wirkt, aber es hilft, weil man sich besser darauf einstellen kann, wann man ranmuss und wann man »frei« hat.

»Wir müssen die Überlastung erst mal sehen«

Teresa Bücker ist freie Journalistin mit einem Schwerpunkt auf feministischer Gesellschaftspolitik. Sie ist Kolumnistin beim SZ-Magazin, war bis 2019 Chefredakteurin von Edition F und ist Zweifachmutter in einer Patchwork-Familie.

Liebe Teresa, die meisten Frauen rutschen aus einem selbstbestimmten und unabhängigen Leben hinein in die Mutterschaft und wundern sich plötzlich, in was für ein Ungleichgewicht sie geraten sind. Meist beginnt das bereits mit der Aufteilung der Elternzeit. Noch immer verbringen Frauen im ersten Jahr faktisch mehr Zeit mit den Kindern. Oft ist das Argument: »Der Mann verdient halt mehr«.

Bei der Elternzeit finde ich es viel zu einfach, die Entscheidung vor allem am Geld zu orientieren. Wie schon gesagt: Gleichberechtigung ist oft unbequem und verlangt uns ab, uns aktiv und auch längerfristig damit auseinanderzusetzen. Viele Paare entscheiden sich zum Beispiel für einen Hausbau oder einen Autokauf und planen die Finanzierung vorab. Warum geht das nicht bei der Elternzeit? Viele Kinder sind Wunschkinder, und es kann schon mal ein oder sogar mehrere Jahre dauern, bis das Baby da ist. Es wäre also möglich, zum Beispiel für die Elternzeit Geld zurückzulegen, um sie besser aufteilen zu können. Mein Freund und ich haben es gerade so gemacht. Ihm war wichtig, lange Elternzeit zu nehmen, und er hat bewusst darauf gespart. Ich würde hier also mal die Verantwortung an die Männer geben und ihnen sagen: Wenn ihr gleichberechtigt Elternzeit machen wollt, dann findet ihr einen Weg.

Was braucht es noch?

Gleichzeitig braucht es auch politische Veränderungen. Ich fände eine bezahlte Freistellung ab Geburt analog des Mutterschutzes für PartnerInnen gut. Denn Elternzeit scheitert für Menschen mit wenig Einkommen eben wirklich häufig am Geld. Bekommen aber alle Väter für acht Wochen ihr Gehalt weiter, würde das viel verändern. Zudem wüssten alle Arbeitgeber: Wenn ich einen Mann einstelle und er Vater wird, ist er auf jeden Fall acht Wochen lang weg. Erste Studien haben zudem belegt, dass es langfristig Rollenmodelle verändert, wenn Väter Elternzeit nehmen, und sie sich von da an die Care-Arbeit mit der Mutter gleichberechtigter aufteilen. Von daher ist es wirklich eine geniale Idee, dass alle Väter ab der Geburt mindestens acht Wochen lang zu Hause bleiben. Das würde den Fortschritt der Gleichberechtigung endlich mal wirksam beschleunigen.

Klar, denn wenn Mama in der ersten Zeit mehr beim Kind ist, will sich der Nachwuchs vielleicht auch danach nur noch von ihr ins Bett bringen lassen, lässt sich nach Verletzungen lieber von Mama trösten. Schon geraten selbst dann wieder Vollzeit arbeitende Mütter in einen emotionalen Konflikt …

Loslassen ist auch etwas, das man lernen muss. Ich glaube zwar nicht an das Phänomen ›Maternal Gatekeeping‹, aber sich die Sorgearbeit für Kinder gleichberechtigt zu teilen erfordert auch von Frauen, sich ihre freie Zeit bewusst zu nehmen und den Papa einfach machen zu lassen. Wir alle haben eben bestimmte Geschlechterstereotype verinnerlicht, und es ist nicht leicht, davon Abstand zu nehmen. Es ist zudem völlig in Ordnung, dass Eltern nicht alles gleich machen und das andere Elternteil mit den Kindern anders umgeht oder auch eigene Rituale hat. Ich würde sogar sagen: Es ist wichtig für Kinder, diese Unterschiede zu merken.

Wir hören so viel von Mütter-Überlastung, weil sie eben neben all den Gefühlsbaustellen nicht nur für das Kind, sondern auch für den Arbeitgeber super performen wollen UND dabei noch die Geburtsdaten der Schwiegereltern, die Kitafeste und Sportveranstaltungen managen. Wie können wir dem entgegenwirken?

Um Überlastungen abzubauen, muss man sich erst einmal eingestehen, dass sie da ist. Einen Vollzeitjob, die Rolle als Mutter, Partnerin und Tochter perfekt zu machen überfordert jede Frau. Es liegt also nicht an uns, dass wir diesen Anforderungen nicht gerecht werden. Es ist wichtig, sich politisch dafür einzusetzen, dass wir zum Beispiel anders arbeiten und es möglich ist, genügend Geld zu verdienen oder auch Karriere zu machen, wenn man nicht 40 Stunden arbeitet. Die Stunden am Tag sind nun einmal endlich. Zudem sollte wirklich jeder wissen: Es geht den meisten Müttern so. Sprecht mit anderen darüber, tauscht euch über Lösungen aus. Und entfolgt allen auf Instagram, die so tun, als sei ihr Leben perfekt und die Wohnung würde sich von selbst aufräumen. Auch das nimmt Druck weg. Gerade in der digitalen Selbstdarstellung wird nämlich oft unterschlagen, dass dieses perfekte Leben ohne Nanny, Putzkraft und ganz viel Hilfe im Hintergrund nicht möglich wäre.

Du bist sechs Monate nach der Geburt deines ersten Kindes wieder Vollzeit in den Beruf eingestiegen. In welchem Gefühlslevel befandst du dich da, und würdest du das heute wieder so machen?

Meine Rückkehr in den Beruf war ambivalent: Mir hat die Arbeit sehr gefehlt, aber ich war eben auch verliebt in mein Baby und immer noch unterschlafen. Mein Partner und ich haben beide in Führungspositionen Vollzeit gearbeitet mit einem sechs Monate alten Baby … schlechte Idee! Das ist ganz schön an die Substanz gegangen, gesundheitlich und seelisch. Zudem habe ich noch voll gestillt und war mehrmals die Nacht wach und habe für die Kita abgepumpt. Ich gehe mittlerweile offen damit um, dass das zu viel war, und rate Freundinnen davon ab, es genauso zu machen. Ich würde heute mit weniger Stunden wieder einsteigen und mir einen Partner wünschen, der entweder dann selbst in Elternzeit ist oder auch weniger arbeitet. Aber es würde mir immer so gehen, dass ich nach ein paar Monaten mehr will, als nur das Baby herumzutragen. Das ist völlig okay. Denn nur, weil wir Mütter werden, interessieren wir uns ja nicht mehr nicht für die Welt. Auch Mütter brauchen gute Gespräche mit Erwachsenen und intellektuelle Herausforderungen.

Was war die wichtigste Lektion, die du als berufstätige Mutter aus rein feministischer Sicht gelernt hast?

Man kann Mutterschaft und Berufstätigkeit nur vereinbaren, wenn es ein Umfeld gibt, für das genau das selbstverständlich ist. Das heißt: Das Unternehmen, Auftraggeber oder Business-Partner und der Partner oder die Partnerin müssen mittragen, dass die Elternrolle und die berufliche Rolle miteinander vereinbar sein müssen. Die meisten Frauen können sich die Arbeitgeber natürlich nicht aussuchen, und es ist großes Glück, wenn das Unternehmen familienfreundlich ist. Daher ist die feministische Lektion: Wir müssen uns dafür einsetzen, dass jeder Job familienfreundlich wird. Und das bedeutet vor allen Dingen, dass wir neu definieren, was ein Vollzeitjob ist, und Care-Arbeit endlich Anerkennung findet.

VON KATHARINA

Ein Foto und seine Geschichte

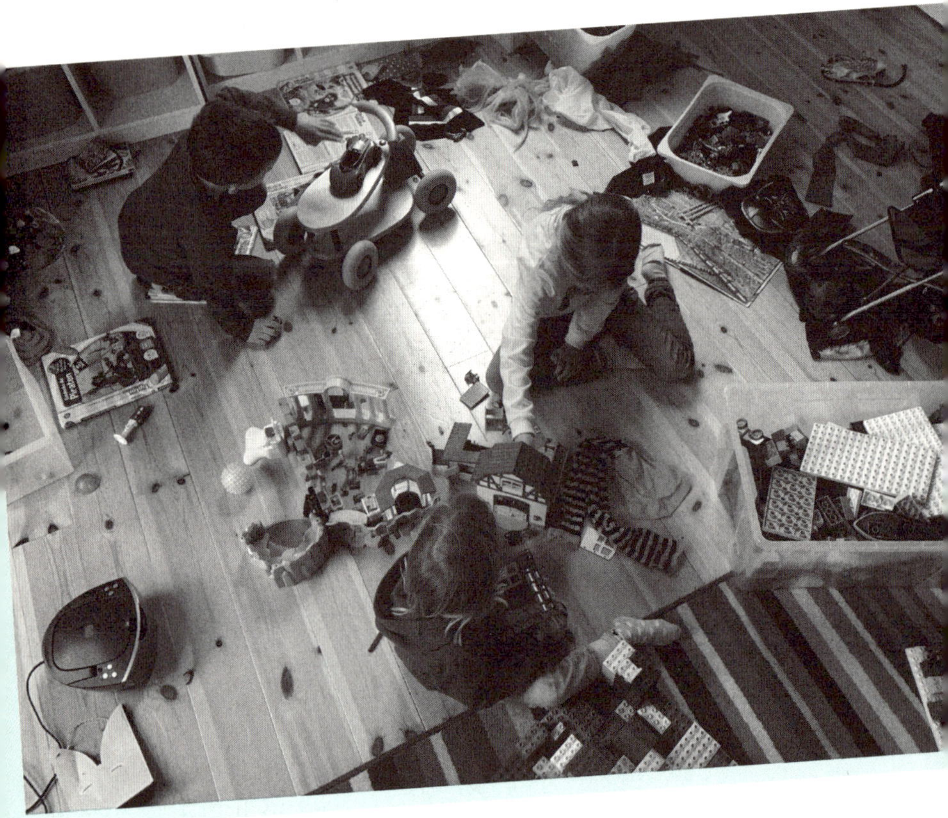

»Es gibt ja so Momente, ne? In denen wir denken, jetzt wäre bald mal alles geschafft und dann ... *Neiiin, das ist jetzt nicht euer Ernst!* Gerade hatte ich die Nudeln auf den Herd gestellt, noch einen Anruf angenommen und unten halbwegs das Chaos entfernt – und dachte, ich könnte jetzt mal ganz kurz die Füße hochlegen ... und dann sehe ich das hier. Voll-Chaos im Kinderzimmer, obwohl wir erst kurz vorher aufgeräumt hatten. Meine drei Kinder haben dafür nur ein paar Minuten gebraucht. Lego, Playmobil, Handarbeitszeug, alles durcheinander. Naaa toll, herzlichen Dank auch.

In diesem Moment hatte ich genau zwei Möglichkeiten zu reagieren. 1. Mit den Kids schimpfen (Geht's noch? Bin ich hier die Putzfrau? Sofort aufräumen!) und mich selbst zermartern (Wieso schaffen es meine Kinder nicht, Ordnung zu halten?) oder 2. Tief durchatmen, versuchen, mich nicht zu ärgern (Arrrgh, Tischkante, komm her, ich beiß dich!), und trotzdem die Beine hochlegen.

Ich entschied mich an diesem Tag für Variante 2 (Nein, das schaffe ich nicht jeden Tag, ich bin doch keine Maschine!). Denn: Ist es nicht auch toll, dass die Kids zusammen gespielt haben, ohne sich Bausteine an den Kopf zu werfen? Dass sie kreativ ihr Spielzeug nutzen und so in ihre eigene Welt abtauchen, dass das ganze Drumherum sie nicht stört? Eben.

Betrachtet man die ganze Sache so, ist es gar nicht mehr soooo schlimm. Zumal sie das ja nicht gegen mich getan haben, sondern für sich. Klingt doch schon ganz anders, oder? Dann muss ich es auch nicht persönlich nehmen ...

Ich habe mich also tatsächlich einfach aufs Sofa gesetzt, den Frieden oben im Kinderzimmer genutzt, um einfach mal nichts zu tun. Später haben wir laut Musik aufgedreht und gemeinsam aufgeräumt. Ging ratzifatzi und hielt – ja, richtig geraten – gerade mal bis zum nächsten Tag. Hach, ist halt so. Wie heißt es so schön? Mit Kindern im Haus Ordnung zu halten ist ähnlich effektiv wie diese schwarzen Oreokekse zu essen – beim Zähneputzen.«

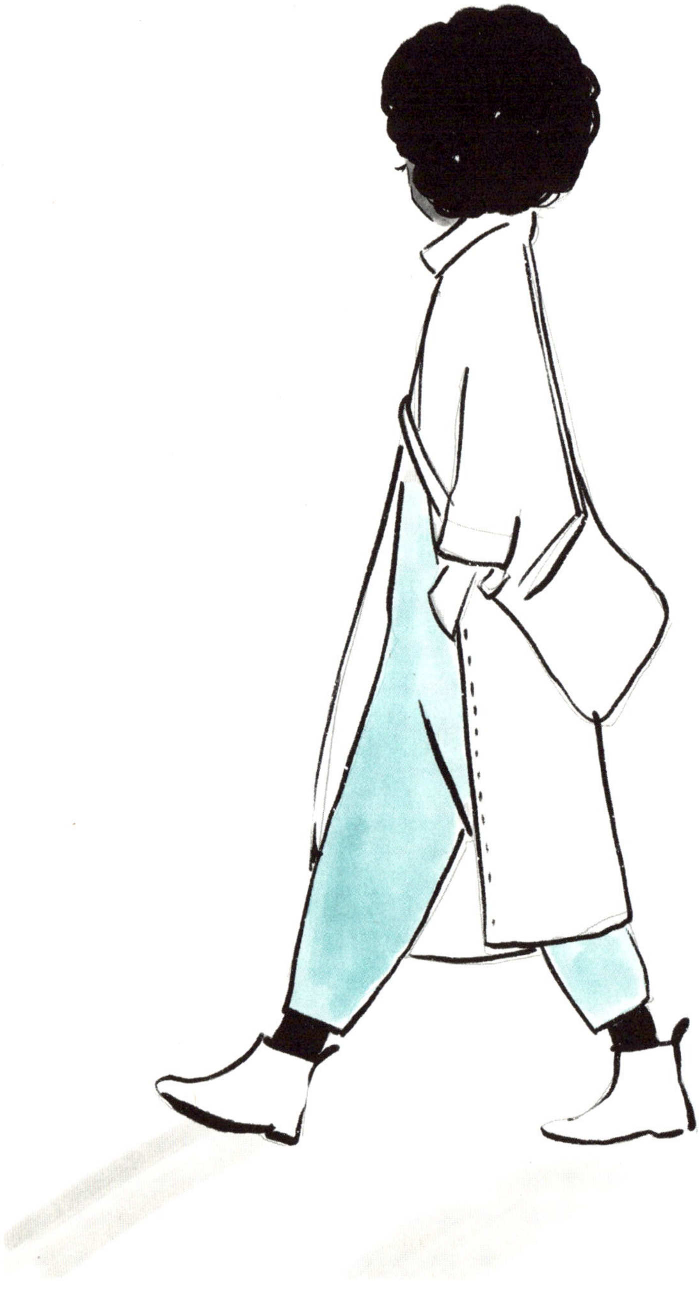

Wow, bin ich neugierig

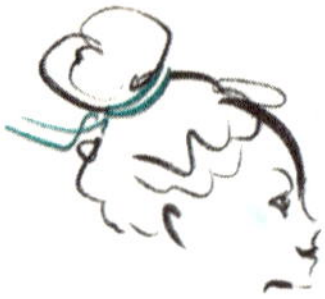

VON LISA

So viel zu entdecken auf dem Weg zurück zu uns selbst

Unser Leben besteht nicht nur aus unserer Mutterschaft, das wissen wir sehr genau, seit unsere Kinder aus den Babyschuhen rausgewachsen sind. Die intensive Baby- und Kleinkind-Etappe ist vorüber, und nun mausern wir uns und stecken den Kopf wieder in Angelegenheiten, für die wir in den letzten Jahren kaum Zeit hatten. Was da alles noch auf uns wartet! Eine aufregende Zeit, die uns so viel über uns selbst beibringen kann.

Es war diese eine Woche, die mir zeigte, was ich wirklich gerade brauchte, die mich wachküsste aus dem Dornröschenschlaf meines Mama-Daseins. Mein Aha-Moment, mein Schritt zurück zu mir. Zu dem Teil, der durch die Kinder in den letzten Jahren nicht so viel Aufmerksamkeit bekommen hatte. Der brachgelegen hatte, aber nicht weg war, der einfach wiederbelebt werden wollte.

Einmal im Jahr feiern wir Rheinländer an mehreren Tagen hintereinander den Straßenkarneval, und nachdem sich mein Mann bereits am ersten Tag des jecken Wahnsinns erkältet hatte, meinte er, er müsse leider passen. Ich könne aber gern in den nächsten Tagen weiterfeiern, er würde die Kinder nehmen, kein Thema ...

Fünf Tage Freiheit. Fünf Tage treiben lassen ohne Verantwortung, flexibel sein, nicht schauen, wer gerade Hunger hat, keinen Geschwisterstreit schlichten, nicht aufpassen, ob alle ihre Jacke anhaben, allein auf Toilette gehen, Erwachsenengespräche führen, Pommes essen, einfach loslegen und machen, was ich wollte und wann ich wollte und wie ich wollte.

Ich tanzte und sang und hatte meine Freunde im Arm – und musste mich um sonst nichts kümmern. Danach dachte ich: Okay, so wenig Schlaf (!) und so viel Energie ... das ist es also, was du ab und zu brauchst. Ich hatte ja ganz vergessen, wie das geht, mal nur an sich selbst zu denken! Da war er plötzlich wieder. Der Teil in mir, der mich unendlich glücklich machte. Der mich rausholte aus dem Versorgermodus. Und der Wechsel war mir nicht schwergefallen, denn ich wusste, die Kinder sind in guten Händen und das ist jetzt *meine* Zeit, die ich komplett so gestalten kann, wie ich das möchte.

Bei mir war tatsächlich dies das erweckende Aha-Erlebnis, die Kombination aus Tanzen und Singen und Freundetreffen, die mir so guttat. Manchmal ist die Erkenntnis darüber, welche Dinge in unserem Leben neben der Familie einen hohen Stellenwert haben, auch ein schleichender Prozess. Wenn wir Dinge ausprobieren, uns Sachen trauen, wenn wir genau hinschauen, was uns guttut, sobald wieder Lücken in unserem Leben als Mutter entstehen. Egal, lasst uns zugreifen!

Und lasst uns nicht warten auf den einen Moment, der uns das zeigt. Glaubt nicht, dass ich nicht auch gesucht habe, als da wieder mehr Zeit war. Ich überlegte, mir ein Pferd anzuschaffen, entschied mich letztendlich dagegen, weil ich dann ja nur *noch* mehr Verantwortung hätte. Ich zog in Erwägung, den Beruf möglicherweise noch mal zu wechseln und lieber Mütter durch die erste Zeit mit Baby zu begleiten. Oder sollte ich in die Familienpolitik? Vielleicht sogar noch ein Kind bekommen? Ich weiß nicht, ob ich je so viel über mich selbst nachgedacht habe. Und auch wenn aus den meisten Ideen nichts wurde, so staunte ich, wie viel Neugier da noch in mir steckt. Neugier auf das Leben – auch außerhalb meiner Familienblase. Neugier auf mich und auf alles, was da noch wartet. Schließlich lag mindestens die Hälfte meines Lebens noch vor mir! Warum also nicht Pläne schmieden? Lasst uns Neues ausprobieren und kramen – in den Kisten unserer Erinnerung.

Ich war früher oft die Erste auf der Tanzfläche, ich hatte schon als Kind viel getanzt, Ballett, JazzDance, Hip-Hop, Melodien, das war meine Welt, ich warf mich rein und ging vollkommen darin auf. Und wäre meine Stimmlage nicht so unzumutbar, hätte ich sogar mit dem Gedanken gespielt, Sängerin zu werden. Nun denn, das war und ist keine Option. Aber ab und zu mal wieder ausgehen und richtig tanzen, das musste doch drin sein! Und es war drin. Erst unsicher, dann immer selbstbewusster.

MEINE KINDER SOLLEN RUHIG WISSEN, DASS ICH AUCH MAL EIN LEBEN HATTE ;-)

Seit diesem Karneval, der mir vor Augen geführt hat, wie gut es mir tut, so ungezwungen unter Freunden zu sein, nahm ich mir vor, öfter mal wieder vor die Tür zu gehen. Ja, auch wenn ich dann müde war am nächsten Tag. Das Endorphin war es wert. Es kitzelte Seiten in mir wach, die ich lange ignoriert hatte, und es machte mich so unfassbar glücklich, diese Facette aus meinem Vor-Mama-Leben nun mit meiner aktuellen Lage verknüpfen zu können. Ich glaube, nur wer selbst mal in der Lage war, kann nachvollziehen, wie gut das tut. Zu erkennen: Hey, ich bin ja wirklich noch die Alte! Komm, Welt, zeig mir, was du noch alles für mich zu bieten hast!

Und wie schön das dann ist, heimzukommen und den Atem der schlafenden Kleinen zu hören. Sich dann glücklich und erfüllt zurück ins eigene Nest zu legen nach diesen intensiven Ausflügen in die wilde Welt da draußen. Wie phantastisch dieses Gefühl ist, in diesem *einen* Leben *all das* haben zu können: Familie und Spaß und Kinder und Freunde, Alltag und Leichtigkeit und Ausgelassensein und Abschalten.

Nicht falsch verstehen, natürlich reichen mir ein paar Partys im Jahr nicht allein zum großen Lebensglück. Sie stehen nur symbolisch für all die Dinge, die uns neue Horizonte eröffnen oder alte wiederbeleben. Die uns zeigen, dass das alte Ich nicht durch ein neues ersetzt worden, sondern dass sich beide wunderbar kombinieren lassen – irgendwann.

Diese kleinen Momente der Ich-Zeit zeigen außerdem, wie sehr wir auch das Gleichgewicht aus Fürsorge für andere und Fürsorge für uns selbst brauchen. In vielen verschiedenen, kleinen Lebensbereichen.Und dazu gehört eben auch, sich selbst immer mal wieder zu hinterfragen und herauszufordern. Dorthin zu gucken, wo wir lang nicht mehr hingeschaut haben, auch in die verstaubten Ecken, vielleicht befinden sich da ja noch verborgene Schätze ... auch neben unserem Muttersein. Denn das ist ja nur eine von vielen spannenden Seiten, die unser Leben als Frauen ausmacht. Es gibt so viel zu entdecken. Ran da, Ladys! Lasst uns lieber mal in eine Sackgasse rennen, als erst gar nicht loszulaufen. Denn jeder Weg ist auch ein Weg zu uns selbst.

Mehr Komplimente!

- Du bist gut so, wie du bist.
- Ich bin immer für dich da.
- Egal, was ist, ich steh an deiner Seite.

Sagt ihr euren Kindern das? Bestimmt. Aber sagt ihr das auch zu eurem Partner oder eurer Freundin, Nachbarin oder zur eigenen Mutter? Und sagen sie das auch zu euch? Wir alle brauchen Fürsorge und Anerkennung. Lasst uns selbst damit beginnen und Lob und Wertschätzung und Fürsorge in Worte und Taten gießen. Für mehr Freude für alle!

IMPULS VON LISA

Zurück in die eigene Jugend

Wie wir unsere größer werdenden Kinder anschauen. Wie ihnen das ganze verheißungsvolle Leben noch bevorsteht. Wie aufgeregt sie vor der ersten Klassenfahrt sind, wie wir ihnen erzählen, dass wir selbst früher mal auf Klassenfahrt waren und schrecklich Heimweh hatten. Alte Briefe und Jugendfotos erinnern uns an die Phase, als noch alles vor uns lag.

Unsere Kinder haben es in der Hand, sie können ihr Leben noch gestalten. Alles ist möglich! Die großen Weggabelungen und Entscheidungen kommen erst noch. Noch liegt ihnen die Welt zu Füßen. Alle Freiheiten, alle Möglichkeiten, eine Wundertüte. Wie sie sie wohl nutzen? So wie wir damals oder ganz anders? Ist es nicht ein Wahnsinn an Spannung, das alles noch mal erleben zu dürfen? Das weiße Blatt des Lebens zu beschreiben?

Ich bin so neugierig auf alles, was da noch kommt, wie sie uns überraschen werden, welche Wege sie beschreiten. Wie sie mit eigenem Willen und Vorstellungen durchs Leben gehen. Ob sie wohl größer werden als wir selbst? Oder kleiner bleiben? Welchen Beruf sie wohl mal ergreifen, wer ihnen wohl das Herz bricht? So viele Gefühle werden da noch mal in uns freigesetzt, so viele Erinnerungen hochgespült. Mit nichts vergleichbar. Ach, dieses Lachen in der letzten Bus-Reihe – wie wir damals. Dieses Albernsein, dieses Austesten, dieses In-den-Freunden-Aufgehen, weil wir als Eltern ja eh peinlich sind.

Ich kann mich noch so gut zurückerinnern und schau da so gern hin, weil ich sehe, wie eingebettet sie sind in ihren eigenen noch jungen Leben. Wenn ich in mein altes Tagebuch aus der Zeit schaue, dann geht es um meinen Reitstall, darum, dass mein Lieblingspferd lahmt. Und klar, auch darum, dass ich Basti liebe, aber Frauke den bekam. War das alles aufregend. Und schmerzhaft. Und beflügelnd. Und neu. All das dürfen wir jetzt abermals erleben, nicht in unseren eigenen Leben, aber an der Seite unserer Kinder. Wir dürfen zuschauen, wie aus unseren Babyraupen bunte Schmetterlinge werden, die abheben und zu fliegen beginnen. Was könnte es Schöneres geben.

STUDIE

GLÜCKLICHE KINDER

In einer deutschlandweiten Studie wurden Kinder nach ihren Müttern und Vätern gefragt. Die Ergebnisse zeigen, dass wir Eltern oft viel besser sind, als wir glauben. 90 Prozent der Kinder sagten nämlich: »Meine Eltern lieben mich so, wie ich bin«, 82 Prozent: »Meine Eltern haben immer Zeit für mich, wenn ich sie brauche.« Wir scheinen also viel richtig zu machen.

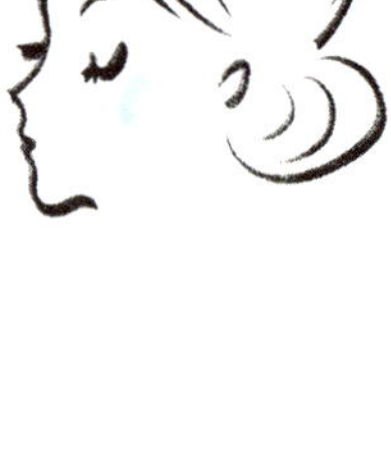

Berufstätige Mütter vs. Vollzeit-Familienmanagerinnen

BERUFSTÄTIGE MÜTTER

- lieben ihre Kinder
- haben immer was zu tun
- geraten manchmal an den Rand des Wahnsinns
- leben das Leben, das sie für richtig halten

VOLLZEIT-FAMILIENMANAGERINNEN

- lieben ihre Kinder
- haben immer was zu tun
- geraten manchmal an den Rand des Wahnsinns
- leben das Leben, das sie für richtig halten

ANONYM

»Ich habe einen heimlichen Verehrer, und er tut mir so gut«

Ich tue das nicht gegen uns, sondern für mich. Das denkt sie sich, als sie merkt, dass sie zwar glücklich ist mit Mann und Kindern, aber dass da irgendwie etwas fehlt. Dann begegnet sie einem Mann, der mit ihr flirtet. Ihr Selbstwertgefühl wächst, die Komplimente geben ihr Kraft – auch für den Alltag mit der Familie. Sie ist fröhlicher und ausgeglichener, denn hier geht es mal nur um sie und ihre Bedürfnisse …

»Ich habe einen Verehrer. Wie es dazu kam? Nun, das frage ich mich auch manchmal. Mein Verehrer und ich haben einige Jahre zusammengearbeitet, doch da gab es nie ein Knistern zwischen uns. Dann verließ er den Standort, blieb aber im Unternehmen, so dass der Kontakt nie wirklich abgebrochen ist. Hin und wieder haben wir uns geschrieben, und manchmal meinte ich schon, einen flirtigen Unterton herauszulesen. Aber ganz ehrlich:

Konnte er wirklich *mich* meinen? Die etwas übergewichtige Mama, die jeden zweiten Tag völlig übermüdet im Büro saß, weil sie mal wieder eine Nacht durchgemacht hatte, wegen eines neuen Zahns oder Magen-Darm oder Husten oder …?

Ich habe mich selbst ja überhaupt nicht mehr als Frau wahrgenommen! Deshalb habe ich mich gefreut, dass wir – schriftlich – so locker miteinander umgehen konnten. Ich beschloss zwar, nichts überzubewerten, aber der Kontakt blieb. Sporadisch nur, aber er war immer da. Wir wussten quasi immer, wie es dem anderen ging. Er zeigte Interesse an mir, ich an ihm.

Meine Kinder wurden älter, und ich beschloss, dass der Babyspeck so langsam mal runtermusste. Ich wurde mir selber wieder etwas wichtiger (Ja ich weiß, natürlich sollten wir uns nie vernachlässigen, aber in meiner Realität war es tatsächlich so, dass ich die ersten sechs Jahre einfach nur das Muttertier war.)

Der Austausch mit meinem Kollegen war an dem Punkt schon so intensiv und auch tiefgründig, dass ich es da schon nicht geschafft habe, meinem Mann davon zu erzählen. Wir schrieben uns manchmal bis tief in die Nacht hinein. Irgendwie fühlte es sich schon nach einer Grenzüberschreitung an.

Und dann sind wir zusammen essen gegangen. Als wir uns gegenüberstanden, hat es uns beide irgendwie umgehauen. Oder nein, falsch: Ihn hat es umgehauen. Und er hat es mir geschrieben. Und das hat *mich* dann umgehauen.

Diese Ebene überhaupt in Betracht zu ziehen war für mich wie gesagt überhaupt keine Option gewesen. Und dass andere Männer mich überhaupt wahrnehmen, hatte ich lange, lange ausgeblendet. Aber es tat so verdammt gut! Es tat so gut, fernab des Alltags gesehen zu werden. Nicht als Mutter, Ehefrau, Mitarbeiterin, Freundin, sondern als ich. Nur ich.

Plötzlich fühlte ich mich wieder lebendig, ich sah die Welt mit anderen Augen, hörte Musik mit anderen Ohren. Ich konnte Löcher in die Luft starren und hatte ein Dauergrinsen im Gesicht.

Aber es hat auch weh getan. Das seichte Gewässer, in dem ich mich vorher lange befand, hatte ich verlassen. Es ging um die Entscheidung: Wie weit war ich bereit zu gehen?

Ich habe immer abgewogen, ob es dieser Mann wert ist, meine Familie aufs Spiel zu setzen. Und nein, das ist er nicht. Mittlerweile ist daraus eine Freundschaft mit einer schönen Prise Spannung entstanden. Wir schreiben uns, telefonieren und sehen uns, wenn es möglich ist. Mehr nicht. Weniger aber auch nicht. Denn ohne meinen Verehrer würde mir etwas fehlen ...

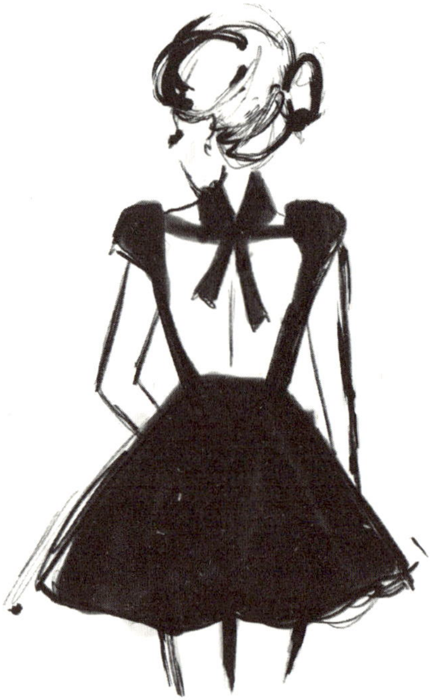

SVENJA STRUCK

Frausein ist viel mehr als Muttersein

Bei der Mutter als »Kultbild der kompletten Selbstaufgabe« macht sie nicht mit, sagt Zweifachmutter Svenja Struck, die sich gern mal in ihr eigens dafür gemietetes WG-Zimmer zurückzieht, wenn ihr der Familien-Trubel zu viel wird. Dass sie in keine Mutti-Schublade passt, zeigt sie auch auf ihrem Instagram-Kanal als »Tante Kante«.

Liebe Svenja, mal wieder richtig loslassen, warum tun sich viele Mütter schwer damit?

Vielleicht liegt es daran, dass man beim Ausgehen ja nicht fürs Kind verfügbar ist. Man tut dann nur etwas für sich, anscheinend ist das im Leben einer Mutter nicht so vorgesehen, es sei denn, sie verlässt die Höhle, um Energie für die Familie zu tanken, z. B. in der Therme oder im Café, um dann frisch erholt wieder mit vollen Akkus zu Hause auf der Matte zu stehen.

Was machst du anders?

Tanzen gehen, die Nacht durchmachen, das ist ja das totale Gegenteil, ich verausgabe mich ja und tue mir eigentlich nichts Gutes. Vielleicht ist es das, was nicht gemocht wird, weil es der Familie gegenüber egoistisch ist. Aber ich brauche das einfach, meine Birne braucht das. Ich muss ja nicht nur körperlich für meine Familie da sein, sondern auch ausgeglichen und offen. Das ist dann halt eher Urlaub für den Kopf.

Wann hast du denn die letzte Nacht freiwillig durchgemacht – und wie hast du den nächsten Tag gemanagt?

Letzten Freitag, da haben wir bis morgens um fünf in der WG gefeiert, in der ich ein kleines Zimmer habe. Dieses Zimmer ist mein Rückzugsort, ein Ort nur für mich. Den nächsten Tag manage ich in der Regel gar nicht, das macht dann mein Mann. Wir teilen uns das gut auf – mal er, mal ich. Oder die Kinder sind mal übers Wochenende bei meinen Eltern.

Und damit bist du schon eine ziemliche Ausnahme …

… es gibt einfach unzählige Social-Media-Accounts, die zeigen, dass sämtliche Aktivitäten der Familie an den Kindern orientiert werden: Die Einrichtung der Wohnung ist darauf abgestimmt, die Urlaube finden in Familienressorts oder auf Familienbauernhöfen statt, das Essen ist gesund und kindgerecht, einfach alles kreist um die Kinder. Das baut dann ein fast schon ikonenartiges Bild einer perfekten Mutter auf. Obendrein sind die Mütter dann angeblich auch selbst damit unfassbar glücklich.

Was macht das mit uns?

Die Mutter wird hier zu einer Kultfigur, der es an nichts mangelt und die sich mit der kompletten Selbstaufgabe anscheinend sehr wohlfühlt. Ich habe ja nicht mal immer auf mich selbst Bock, also habe ich natürlich auch mal auf meine Kinder keine Lust.

Mütter, die sich nicht 100 % in dieser Rolle wiederfinden, fühlen sich dadurch automatisch schlechter. Es kommt schnell der Begriff Rabenmutter ins Spiel. Dann wird die Hand vor den Mund gehalten, und man kichert: »Hihi, heute bin ich eine Badmom.« Ich finde das zum Kotzen.

Inwiefern?

Ich liebe meine Kinder, und wir haben eine super Zeit, aber mich erfüllt das Muttersein nicht gänzlich, und ich mache sehr viel für mich. Meine Töchter sollen eine Frau zum Vorbild haben, die sich nicht in ihrer Mutterrolle verliert, sondern eine ziemlich abwechslungsreiche Persönlichkeit mit Bedürfnissen.

Sie sollen später ja auch mal für ihre Bedürfnisse einstehen und sich nicht völlig für etwas aufopfern. Denn Frausein ist doch viel mehr als nur Muttersein!

Dein Appell an die Mütter lautet also?

Ich möchte keine Mutter durcheinanderbringen, die sich in ihrer Rolle wohlfühlt. Dann soll sie es so machen! Aber alle anderen möchte ich dazu ermuntern, in sich hineinzuhören und sich zu fragen: Ist das alles, was ich brauche, oder möchte ich mich auch durch andere Dinge definieren? Es muss ja nicht gleich jeder tanzen gehen, ich empfinde zum Beispiel schon meinen Job als »Urlaub« von zu Hause. Meine Mutter hat auch immer Dinge für sich getan, ich fand das toll. Es ist also nicht nur okay, etwas für sich zu tun, sondern sogar richtig gut. Und schon gar nicht ist es bad(mom).

»Für eine Mutter siehst du echt noch ganz gut aus!«

Sie ist Schriftstellerin, Rechtsanwältin, Moderatorin, Mutter von Zwillingen und die Tochter von Literaturpapst Hellmuth Karasek: Hier beschreibt Laura Karasek, wie sie als Mutter wahrgenommen wird, die das Frausein privat und dienstlich weiter zelebriert.

Ich liebe es, eine Frau zu sein! Kleiner Haken an der Sache: Achtung, Spoileralert! Man hört als Person dieses Geschlechts oft Sätze wie: »Du bist aber ganz schön dominant. Für eine Frau.« »Zeig nicht so viel Haut – lass mal was für die Phantasie übrig.« »In Teilzeit wird dich keiner ernst nehmen.« »Stört es deinen Mann nicht, dass du so viel arbeitest?«

Frauen müssen sich häufig rechtfertigen: für ihre Karriere – trotz Kindern. Für ihre Kinder – ohne Karriere. Für ihre Lautstärke. Ihre Optik. Ihr Alter. Ihren Durst. Ihre Lust. Es ist immer so, als ob wir uns entscheiden müssten, was wir denn nun eigentlich sein wollen: Powerfrau, Mädchen von nebenan, Partygirl, Tussi, Schlampe, Heimchen, Rabenmutter. Es gibt eben einfach weniger Spielraum. Auch ich werde ab und zu gefragt, was ich denn nun eigentlich sei: Schriftstellerin, Rechtsanwältin, Moderatorin, Mutter? Man müsse sich da ja schon mal entscheiden. Man könne nicht alles sein. Das überfordere die Leute.

Menschen gehören nicht in Schubladen

Ich denke, jeder Mensch hat das Recht, im Laufe seines Lebens – oder sogar im Laufe eines Tages – verschiedene Versionen von sich selbst auszuprobieren. Ich möchte nicht als Geisel einer alten Version gehalten werden. »Aber Laura ...«, sagen die Leute dann: »Das bist du doch gar nicht!« Vielleicht bin ich es aber doch! Menschen gehören nicht in Schubladen – und jede von uns ist eben auch widersprüchlich.

Ich glaube fest daran, dass man eine gute Mutter sein und trotzdem Geschäftsreisen genießen kann. Meine Kinder fehlen mir, wenn ich unterwegs bin. Manchmal fehlen sie mir so sehr, dass ich mir kaum Fotos von ihnen ansehen kann, ohne dass es zwickt. Aber manchmal freue ich mich auch über mein altes Leben. Über die Frau, die ich vor ihnen war – und ohne sie auch wieder für einen Moment sein kann. Diese Frau ist ja nicht durch eine magische Verwandlung während der Geburt – bei mir war es ein Notkaiserschnitt – zu einem neuen Menschen geworden. Diese Frau hat als Mutter natürlich unbekannte Ängste und Sorgen, aber sie hat auch die immer da gewesenen Sehnsüchte und Wünsche.

Ich wollte immer Kinder. Und ich wollte immer arbeiten. Sechs Jahre lang war ich Rechtsanwältin in einer großen Wirtschaftskanzlei. Ich habe meinen ersten Job geliebt. Kurz nachdem meine Zwillinge auf die Welt gekommen waren, starb mein Vater. Und plötzlich wollte ich etwas anderes: Ich begriff, dass ich nicht ewig alles aufschieben konnte. Dass ich die Dinge nicht »irgendwann« tun wollte, sondern jetzt. Ich gab den Job auf, die Sicherheit, das Umfeld aus Wirtschaft, Deals und Gerichtsverhandlungen, um als Autorin und Moderatorin zu arbeiten.

Ich hatte oft das Gefühl, etwas entsprechen zu müssen. Dem, was die Leute von mir erwarteten. Dem, was Männer wollten, was Vorgesetzte sagten, was die Gesellschaft vorgab. Ich wollte es jemandem beweisen – ohne genau zu wissen, wem eigentlich.

Mach dein Ding, sei selbstbewusst, sei frei

Es gab da diese zwei Hälften in mir – die eine Hälfte sagte, ich solle mich nicht darum scheren, was andere Leute von mir dachten. Und dann gab es die andere Hälfte, die Hälfte, die sich sehr wohl darum scherte, was die Leute von mir dachten. Diese Hälfte sorgte dafür, dass ich mich bemühte, nicht zu laut zu sein und nicht zu viel zu sein. Diese Hälfte gab acht, dass ich täglich aufstand, mir die Haare kämmte, E-Mails verschickte, die Wäsche machte, gesund aß und funktionierte. Das war die Hälfte für die anderen, die Gefallsucht, die die andere Hälfte verurteilte.

»Lächerlich machst du dich!«, sagte die gleichgültige Hälfte. »Was bist du so bedürftig! Als ob es auf die Leute ankäme. Scheiß doch drauf, was die anderen denken. Mach dein Ding. Sei selbstbewusst. Sei frei. Warum lässt du dich von den anderen fertigmachen? Wer soll dir diktieren, wie du zu leben hast. Wer wagt es, deinen Lifestyle zu kommentieren!«

Und die angepasste Hälfte entgegnete: »Du musst dich anpassen. Du willst doch nicht einsam werden. Sei nicht so provokant und aufmüpfig. Sei nicht so anders! Wenn dir alle egal sind, wirst du es nicht weit bringen. Du wirst ein Außenseiter sein! Und du brauchst doch Freunde, Verbündete, Komplizinnen. Sonst wirst du irgendwann merkwürdig. Und dann sagen sie, du seist schräg oder skurril. Dann meiden sie dich und legen dir Steine in den Weg.«

Was sollen denn die anderen denken?

»Die anderen! Von wegen! Hahahaha! Sei lieber etwas Besonderes! Sei einzigartig, verbiege dich nicht. Du musst mutiger sein. Waghalsig. Du musst dich nicht einfügen in ihre schwachsinnigen Regeln. Sind die anderen denn glücklicher? Beneiden sie dich nicht für deine Furchtlosigkeit?« Ich hatte Schuldgefühle. Schuldgefühle den Kindern gegenüber. Schuldgefühle dem Job gegenüber. Wenn Freunde oder Kollegen mir rieten: »Mach doch einfach dein Ding! Leg dir ein dickeres Fell zu!«, dachte ich immer: Warum soll ich mir ein dickeres Fell zulegen – nur weil andere Leute gemein und engstirnig sind? Ich habe keine Lust, jeden Tag in diese enge Ritterrüstung zu steigen. Beugen wir den Angriffen vor, die wir sowieso antizipieren, indem wir einen Teil von uns unterdrücken, korrigieren, retuschieren?

Als Autorin und Moderatorin, aber auch als Mensch, Mutter, Frau wird man bewertet, ja beinah argwöhnisch beobachtet. Alles wird kommentiert, geliked, kritisiert, begutachtet. Ich habe eine Freundin, die nicht mehr in einem Restaurant Wein trinken wollte, seit sie Mutter geworden war. Sie fühle sich da unwohl und gejudged. Eine andere Freundin saß neulich mit mir und ihrem Kinderwagen im Café, als ein Kollege vorbeikam und fragte, ob das Kind »nicht langsam mal ins Bett müsse«. Auch ich werde als arbeitende Mutter oft gefragt, wer um Himmels willen denn bei »den Kindern« (den armen Kindern, denken sie, sagen es aber nicht) sei, wenn ich »soo viel unterwegs« sei. Mein Mann wird das seltener gefragt.

Aber für Männer ist es auch nicht leicht. Daher ist Vorsicht geboten: Wenn Sie ein Mann sind und erwägen, auch als Vater in Erscheinung zu treten: Obacht! Es besteht akute Gefahr für Ihr männliches Genital und Ihren Testosteronhaushalt. Kontaktieren Sie daher vor der Anfrage auf Elternzeit einen Arzt oder Apotheker. Breaking news: Man kann durchaus auch als Mann gern zu Hause bei den Kindern sein. Man ist kein »Weichei«, weil man am Samstagnachmittag lieber mit Lego spielt, anstatt ins Fußballstadion zu gehen. Man ist aber auch nicht sofort ein »Superheld«.

Wir müssen das Korsett lockern

Uns nennt man gern »Powerfrauen« – ich mag diesen Begriff nicht. Früher begannen die Sätze häufig mit: »Für eine Frau ...« Inzwischen sagen die Leute: »Für eine Mutter siehst du echt noch ganz gut aus!« Eine kleine süße Beleidigung, getarnt als Kompliment. »Für eine Mutter ist dein Outfit aber ganz schön gewagt.« Ach so, danke für den Hinweis! Ich wusste nicht, dass man als Mutter das Recht auf kurze Röcke, hohe Schuhe, Weißwein und Geschäftsreisen verwirkt hat! Nur, um bloß nicht als Rabenmutter geoutet zu werden.

Lange meinte man, Mütter würden in einer von Babybrei und Hautcremes eingeölten Wattewirklichkeit leben. Sie durften bestenfalls mal um Erlaubnis bitten, wenn sie ein bisschen von dem Leben abhaben wollten, was die Männer führten. Sie sollten vor allem funktionieren, denn einer musste ja zurückstecken, wenn der andere arbeitete (und soff oder vögelte). Es wurde Zeit, das Korsett zu lockern.

Frauen hatten es satt, bevormundet zu werden. Sie hatten es satt, dankbar sein zu müssen. Aber ja, ich bin dankbar. Ich bin demütig, weil ich weiß, was es bedeutet, zwei Frühchen zu haben und eins davon nur auf der Intensivstation besuchen zu können. Überall Schläuche, fiepende Geräte, Kabel, Überwachungsmaschinen. Ich habe so sehr dafür gekämpft, diese Kinder heil nach Hause zu bringen. Und deshalb wollte ich unbedingt selbst entscheiden, wie dieses Zuhause aussieht.

»IT'S NOT ABOUT WOMEN ACTING LIKE MEN, IT'S ABOUT WOMEN ACTING LIKE WOMEN AND BEING SUCCESSFUL.«

ZOOEY DESCHANEL

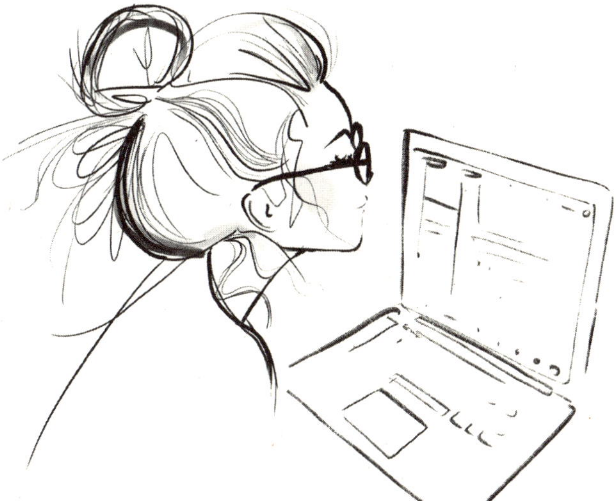

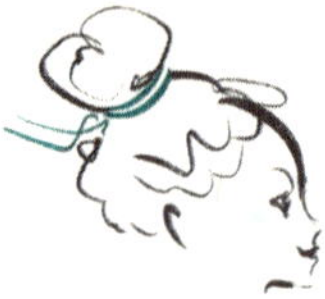

VON LISA

Ein Foto und seine Geschichte

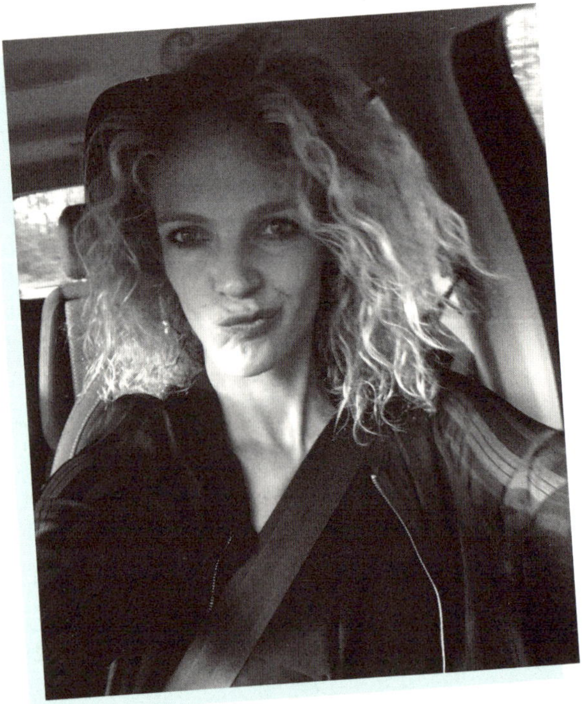

»Oh, was hatte ich mich auf diesen Abend gefreut. Der Geburtstag einer guten Freundin stand an, es war Freitagabend, ich hatte in der Nacht vorher gut geschlafen (wichtig, weil eben nicht selbstverständlich als Mama) und hatte mich beim Umziehen und Schminken von gegenständewerfenden Kindern nicht aus der Ruhe bringen lassen.

Jetzt war ich dran, und gleich würde ich mir all die Päckchen von der Schulter tanzen, die mich in meinem straffen Alltag gerade belasteten. Määäääädelsabend, wir kommen. Wir waren am Anfang noch zu dritt, hatten was Leckeres gegessen, viel gequatscht und uns kaputtgelacht. Da blitzte sie kurz auf diese Leichtigkeit, diese Freiheit.

Aber der Abend fluppte einfach nicht so richtig. Eine von uns war müde, die andere vom Job angespannt, die Nächste von der Beziehung. Hmm. Kommt, lasst uns tanzen gehen! Wir nahmen uns noch ein Wegbier mit – wie früher – und trotteten vorfreudig durch die Straßen in Richtung Lieblingsladen.

Doch da war einfach nichts los. Das hatten wir so noch nie erlebt. Wir tranken erst mal was, aber es füllte sich nicht, und so beschlossen wir recht früh, unverrichteter Dinge wieder nach Hause zu fahren. Wie frustrierend war das eigentlich?

Da hatte man mal die Chance rauszudürfen – und dann das? Da verzichtete man schon mal freiwillig auf Schlaf – und dann das? Da gab man schon mal Geld aus – und dann das? Wie gemein, gemein, das konnte doch wohl nicht sein!

Kennt ihr diese fiese Funktion unseres Hirns, Sachen immerzu aufzurechnen? Lohnt es sich, auszugehen und auf Schlaf zu verzichten, weil es ja toll werden kann? Weil es positive Energie für die nächsten Tage gibt und das Muttersein wieder genießbar macht? Oder lohnt es sich nicht, weil Schlaf gerade die oberste Priorität hat? Leg ich mich lieber hin und erlebe dadurch aber eben auch mal wieder nichts anderes?

Es ist ein ständiges Abwägen, wenn freie Zeit Mangelware ist. Die schlechte Nachricht: Es wird leider erst besser, wenn die Kinder älter sind. Aber dann können wir auch wieder öfter raus. Die gute Nachricht: Dann fällt so ein Reinfall-Abend auch schon gar nicht mehr so sehr ins Gewicht. Ich rede da mittlerweile aus Erfahrung ... «

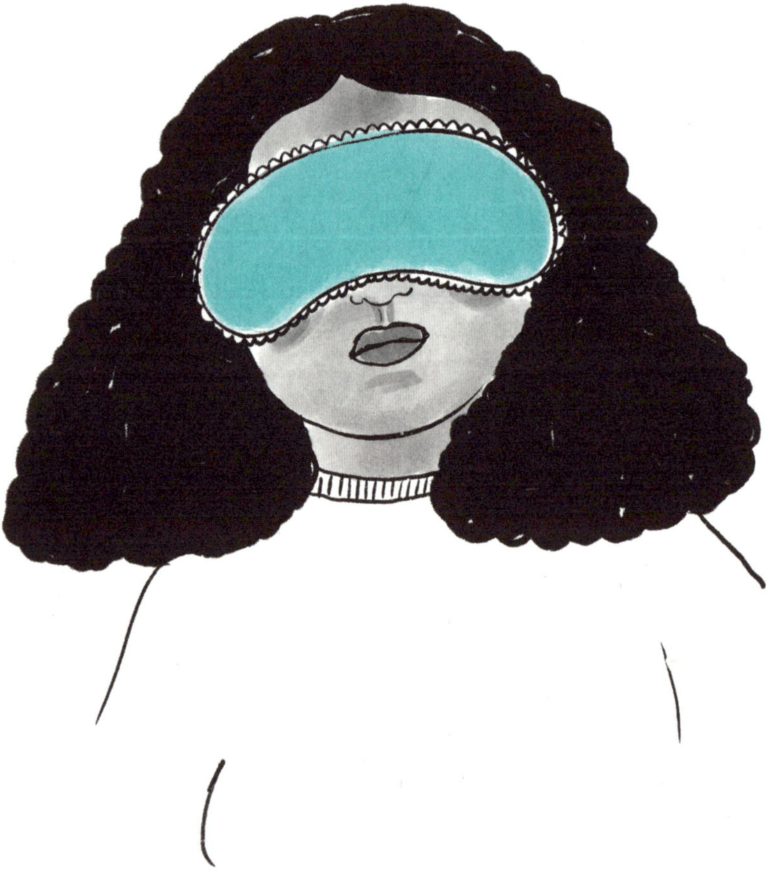

Wow, bin ich erschöpft

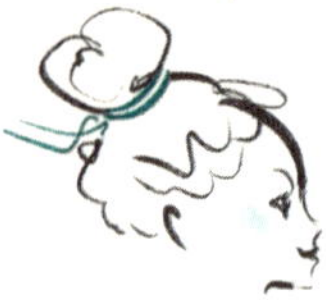

VON LISA

Kein Wunder, dass unser Akku leer ist!

Abends völlig fertig auf die Couch sacken und erst mal gar nichts mehr tun – das geht uns ständig so, selbst wenn die Kinder längst durchschlafen! Als Mütter sind wir High-Performerinnen im höheren Managementbereich, wir sind Teambuilder und Entertainer, Alltagsheldinnen und Visionärinnen – und zwar ohne wirklichen Urlaubsanspruch oder Wochenenderholung. Wie schaffen wir es, dabei nicht unterzugehen?

HINWEIS

Solltest du bereits mit einem Partner zusammen sein, mit dem du dir eh schon alle Familienaufgaben artgerecht teilst, fotografier diesen Hinweis gern und schick ihn ihm mit dem Kommentar, wie toll und selten das ist. Solltest du alleinerziehend sein oder ab und an »WTF« denken ob der Ungleichverteilung ... that's for you.

»Sag mal, wollen wir unserer Großen zum ersten Tag an der neuen Schule eine kleine Schultüte besorgen?«, tippe ich in mein Handy. Die Antwort kommt gleich: »Super Idee, bring ich mit!« Als ich am Sonntagabend vor der Einschulung die Tasche aus dem Geheimschrank hole, liegt darin eine kleine Schultüte. »Süß, total schön«, sage ich. »Und der Inhalt?« »Oh.

Äh ...« Am frühen Montagmorgen geht's also noch schnell zum Supermarkt für Kompromiss-Füllmaterial. *Sorry, grrrh.*

Wir kennen solche Situationen bestimmt alle. Egal, ob aus der Familie oder aus dem Job. Irgendjemand hat die Gesamtübersicht übers Projekt – und die anderen eben nicht. Und dann fehlt doch die Extrafolie bei der Präsentation, ohne die aber doch alles keinen Sinn ergibt. Und dann fehlt doch der Quark, um aus der Käsekuchenbackmischung eine duftende, süße Nachmittagsüberraschung zu machen. Oder halt der Inhalt für die Schultüte.

Es geht hier nicht um Schuld und Vorwürfe, vielmehr geht es hier um verschiedene Verantwortlichkeiten. Um die Vermischung von Ansprüchen und Zuständigkeiten. Nahezu jede Chefin (Chefs mitgemeint) kennt das aus ihrer Firma. Fast jede Mutter aus ihrem kleinen, aber feinen »Familienbetrieb«.

Eine(r) hat den Hut auf, andere werden zu Planungserfüllungsgehilfen und Aufgabenabarbeitern. Für mich bleibt dann der fade Beigeschmack, alles selbst machen zu müssen, immer diejenige zu sein, die alle Eventualitäten mitdenken muss, wenn ich will, dass der Laden läuft. Und der läuft, weil eine Person das Management übernimmt, die CEO-Position. Oft sind das in Familien die Frauen – übrigens, das belegen Studien eindeutig – auch dann, wenn beide Elternteile Vollzeit arbeiten.

Das ist anstrengend. Das kostet Kraft.

Und dabei sind Schultüten und Käsekuchen nicht das Problem unserer Elternschaft. Aber in der Masse sind es all diese Kleinigkeiten, die uns auf Dauer so erschöpfen. Mein Kopf fühlt ich dann an wie ein zugebauter Innenhof, in den aus jedem Fenster jemand etwas ruft. Es liegt an der Gedankenmasse, die mein Gehirn als berufstätige Mutter mit drei Kindern ständig auf Hochtouren laufen lässt, die mich niemals abschalten lässt, die To-do-Listen vor dem Einschlafen noch mal ins Bewusstsein spült.

Was steht wann an und muss geplant oder vorbereitet werden? Wann muss die Postkarte besorgt, geschrieben und abgeschickt sein, damit sie noch pünktlich zum Geburtstag bei der Lieblingscousine der Kinder ankommt? Wie schaffe ich es, in den nächsten Tagen unauffällig Vitamine in die Kinder reinzukriegen, wie krieg ich sie vom Tablet weg, welche Bücher könnte ich zu kindlichem Medienkonsum noch lesen?

MENTAL LOAD:
»DIE OFT VERGESSENE, PLANERISCHE UND ORGANISATORISCHE LAST RUND UMS FAMILIENLEBEN.«
MARKUS TSCHANNEN

Die größte Arbeit ist nicht der Einkauf, sondern das Schreiben der Einkaufsliste, das Nachdenken darüber, was wir in der nächsten Woche kochen und dafür brauchen könnten. Die anstrengendste Herausforderung ist nicht das Kofferpacken, sondern das Gedankenkino, das uns vorab über mögliche Insektenstiche, Sonnenbrände und weitere Unwägbarkeiten des Urlaubs nachdenken und vorsorgen lässt.

Es ist ein Job wie im höheren Management. Nur dass er halt nicht so gut bezahlt wird, dass es keine Boni gibt und kein Schulterklopfen. Unsichtbare Arbeit, die weder gesehen noch wertgeschätzt wird, unseren Akku aber beansprucht. Und die genau deswegen anerkannt gehört. Sei es durch finanziellen Ausgleich des Partners für die Leistung der nicht bezahlten

Arbeit zu Hause oder durch die Verteilung dieser auf mehrere Schultern.

Seien wir mal ehrlich: Die meisten von uns führen ihr Familienunternehmen nicht mit einer Doppelspitze. Es sind Erfahrungen wie die mit der Schultüte, die uns am Ende doch lieber alles allein machen lassen.

Herrschte nach meinem ersten ganztätigen Job-Tag nach der Elternzeit nicht totales Chaos zu Hause? Oder war nach dem Frisörbesuch damals wirklich alles explodiert, nur weil ich mal kurz weg war? Jede Frau wird diese Fragen kennen und gerät dann schnell in einen Teufelskreis aus: Ach, ich mach's eben schnell selbst. Ach, geh ich lieber einmal weniger weg oder bereite vorher noch alles mit Listen und Vorgekochtem vor ... Sie fühlt sich als externe Festplatte der gesamten Familie, sie weiß, wo was zu finden ist, und hat sich ein eigenes Management-System aufgebaut. Da ist es schwierig, auch mal loszulassen. Aber diese Zeit kommt wieder. Und dann müssen wir zupacken. Und in uns horchen und uns selbst wieder weiter nach vorn rücken in unserer Wichtigkeitsskala. Denn auch wenn auf dem Lohnzettel des Partners vielleicht Vollzeit und auf deinem Teilzeit steht: Alle Eltern arbeiten Vollzeit. Care-Arbeit wird halt nur nicht bezahlt. Also müssen wir privat für Ausgleich und Gerechtigkeit sorgen.

STRESSED HEISST RÜCKWÄRTS GELESEN ÜBRIGENS DESSERTS. NUR, DASS IHR DAS WISST.

Und nein, uns ist nicht geholfen, wenn man uns fragt, wie man denn helfen könne. Wir brauchen klare Zuständigkeiten. Wir brauchen Mitdenker. Die sehen, was ansteht. Wenn ich sage, ich brauche dringend eine Auszeit und will mal wieder essen gehen, dann will ich kein »Na klar, Schatz, organisier doch einfach mal einen Babysitter« zu hören kriegen. Nein!

Ich will dann nicht noch eine Aufgabe, um das zu realisieren, sondern jemanden, der direkt den Babysitter selbst kontaktiert. Wir brauchen niemanden, der zwar den Arzttermin fürs Kind organisiert, ihn dann aber nicht selbst wahrnehmen kann. Wir brauchen keinen, der sagt, er kümmere sich um die nächsten Geburtstagsgeschenke, dann aber erst mal von uns verlangt, ihm die Wunschliste einzuscannen. Einfach mal machen. Denn wir brauchen alle jemanden, der sich selbst mit dem Kind hinsetzt und überlegt, was sinnvoll sein könnte, und das dann auch umsetzt. Die Entlastung der Frau darf nicht mit einer weiteren Aufgabe für sie anfangen.

Wir haben da nämlich etwas in uns, das ich gern verniedlichend als Harmonie-Gen umschreibe. Wir möchten – meistens! – keinen Krawall. Wir neigen eher dazu, die Krümel eben noch vom Esstisch zu putzen, obwohl das Abräumen des Frühstückstischs ja seine Aufgabe war. Wir wägen ab: Wisch ich schnell selbst nach, oder riskiere ich einen Streit? Krümel auf Esstischen sind nicht lebensgefährlich, also sprechen wir es vielleicht nicht an. Weil uns die Harmonie so wichtig ist, nicht unsere, denn uns stört es ja – aber die der anderen.

»UNGESTÖRTHEIT IST DER SELTENSTE MÜTTERLICHE AGGREGATZUSTAND.«
MAREICE KAISER

Weil: Wir planen ja nicht nur Geburtstagegeschenke oder das nächste Kitafest, sondern versuchen auch vorauszusehen, wie emotional alle Familienmitglieder auf bestimmte Situationen reagieren. Gefühlsarbeit nennt man das, die unser Hirn neben all der mentalen Last im Alltag zusätzlich auf Hochtouren laufen lässt. Wann kann ich den Kindern was sagen, ohne dass ein kleines Bömbchen explodiert? So wie wir im Kinderzimmer im Dunkeln auf Lego treten, sind auch die Launen der Familienmitglieder manchmal Minenfelder, die wir mit unseren Gefühlssensoren zu ertasten fühlen. Welchen Krümel kann ich wann und wie ansprechen, ohne als frustrierte und undankbare Nörgeltante dazustehen?

Wir denken das mit. Und das erschöpft uns in einem System, das einfach nicht auf Mütter ausgelegt ist. Denn als solche sollen wir ja bitte alles gleichzeitig sein. Dankbar und genügsam und liebevoll, aber auch bitte schön fuckable, sportlich, politisch up-to-date, modisch auf dem neusten Stand, gut gelaunt und das Haus schön einrichtend und sauber haltend. Auf der Arbeit so performend, als hätten wir keine Kinder, und in der Kindererziehung so überzeugend, als hätten wir keine Arbeit. Kein Wunder also, dass wir so erschöpft sind – und ab und zu mal Käsekuchen brauchen. Mit Quark, bitte, wenn's geht. Und vielleicht schon fertig gebacken, wenn ich vom Termin nach Hause komme?

Liebe ausgelaugte Mama,

ich habe dich gestern im Supermarkt gesehen. Dein Kind hattest du an der Hand, im Einkaufswagen stapelten sich die Einkäufe. Als du sie an der Kasse aufs Band legen wolltest, habe ich gemerkt, wie schwer dir jede Bewegung fällt.

Du hast so fertig ausgesehen, am liebsten hätte ich dich gepackt, auf meine Couch gelegt und dich zugedeckt. Unsere Blicke haben sich getroffen, ich habe dich angelächelt, und du hast es erwidert. Ich glaube, du hast gespürt, dass ich dich verstehe.

Ich weiß, wie du dich fühlst. Ich weiß, wie es ist, wenn man so erschöpft ist, dass man nicht mehr klar denken kann. Wenn man zu welcher Tageszeit auch immer im Supermarkt steht und sich wünscht, dass es abends ist. Wenn man Angst hat, dass der Tag unendlich lang werden könnte, weil das Gehirn matschig und der Körper schwer ist.

Ich weiß, dass du nach Hause gehen wirst, deinem Kind hilfst und es vielleicht feste drücken wirst. Du bist dankbar für dieses kleine Wesen und alle Erfahrungen, die du mit und durch es machst. Aber du weißt auch, wie wichtig auch du selbst bist.

Vielleicht hast du dich über dein Kind in den letzten Jahren manchmal verloren, hast dich zurückgestellt, aber jetzt kommt deine Zeit wieder. Du bist jetzt vielleicht grad noch mal müde, aber die Tage und Wochen spielen für dich. Es tun sich wieder Lücken auf, wenn dein Kind selbständiger wird. Lücken, die du mit Arbeit, mit Wellness oder auch mal mit Nichtstun füllen kannst – mit all dem, das dich neben dem Muttersein auch noch glücklich macht.

Du hast dich verändert in den letzten Jahren, du justierst jetzt alles neu. Schau ganz genau hin, was du jetzt brauchst. Und dann: Let's do it! Hau Unwichtiges aus deinem Leben raus und fokussier dich auf die Dinge, die *du* willst. Die *dir* guttun. Mit einer gesunden Portion Egoismus, weil du es dir wert bist. Weil alle Familienmitglieder wichtig sind: auch du.

Das magst du vorhin an der Supermarktkasse nicht ganz so klar gesehen haben in dem Wust an Anforderungen, in dem du gerade steckst. Ich kann dich so gut verstehen. Und ich fühle da mit dir mit. Aber die Zeit spielt für dich.

Es lohnt sich, was du tust. Du machst das sicher so viel besser, als du oft von dir denkst. Und jetzt bist du wieder dran.

Gönn dir was, denn du hast es dir verdient.

ICH VERSTEHE GAR NICHT, WARUM MENSCHEN SICH »BETTFERTIG« MACHEN MÜSSEN. ICH BIN IMMER FERTIG. FERTIG FÜRS BETT.

DR. FRIEDERIKE GERSTENBERG

»Wir leben andauernd am Energielimit«

Der Traum vieler Mütter: Einen ganzen Tag im Bett bleiben, schlafen, kein »Maaamaaaa«, keine Termine, keine Verpflichtungen. Warum nehmen wir uns eigentlich genau dafür fast nie Zeit? Die Psychologin und Systemische Therapeutin Dr. Friederike Gerstenberg weiß, warum wir alle überlastet sind – und wie wir das ändern können.

Die meisten Mütter antworten auf die Frage, was ihnen am meisten fehlt: Zeit für mich selbst. Warum sind wir ständig alle überlastet?

Wenn wir von »Müttern« reden, dann bedeutet das für mich als Psychologin, dass wir vom »mütterlichen Teil« reden, der Teil, der bestimmte Vorstellungen davon hat, wie eine Mutter zu sein hat, was sie zu leisten hat etc. Häufig ist das ein Teil, der bereit ist, »wie eine Löwenmutter« für ihr Kind oder ihre Kinder zu sorgen. Und dieser Teil kennt keine Pause. Er ist immer bereit, alles zu geben. Das ist evolutionspsychologisch natürlich sinnvoll, unsere Kinder brauchen – gerade in der ersten Zeit – eine liebevolle, feinfühlige, immer verfügbare Bezugsperson (die natürlich nicht nur die Mutter ist), und genau dazu ist unser mütterlicher Teil im Idealfall bereit. Wenn wir aber nur in diesem Teil sind, spüren wir unsere anderen Persönlichkeitsteile – die Frau, die Freundin, die Tochter usw. – nicht mehr so gut, und dann leben wir quasi andauernd an unserem Energielimit: Wir sind ständig überlastet.

Unterschätzen wir alle, wie viel Zeit wir eigentlich für uns selbst brauchen – bzw. haben wir verlernt, uns diese Zeit zu nehmen?

Das ist ein Phänomen, das in der Psychologie »Planungsfehlschluss« genannt wird und auf den Forschungen von Daniel Kahnemann beruht. Der Planungsfehlschluss ist die Tendenz von Menschen zu unterschätzen, wie viel Zeit sie für eine Aufgabe benötigen – selbst wenn sie diese Aufgabe bereits einmal ausgeführt haben. Ich sage daher gerne, dass man generell 50 % der erwarteten Zeit dazugeben sollte, um eine realistische Zeiteinschätzung der geplanten Aktivitäten zu bekommen. Das entspannt den Zeitplan ungemein, und ja, das bezieht sich auch auf die Zeit, die wir eigentlich für uns selbst bräuchten. Nicht umsonst gibt es den schönen Ausspruch von Astrid Lindgren: »Und dann muss man ja auch noch Zeit haben, einfach dazusitzen und vor sich hin zu schauen.«

Sie nutzen für sich selbst die Blitzlicht-Technik. Wie genau funktioniert die?

Ich bin ja selbst Mutter zweier Kinder und daher sehr zu haben für pragmatische Methoden, die schnell und gut anwendbar sind. Die Vorstellung, erst 15 Minuten meditieren zu müssen, um herauszufinden, wie es mir geht, erscheint mir im Alltag mit Kindern relativ absurd. Daher ist die Blitzlicht-Methode genau mein Ding: Stellen wir uns vor, unsere Psyche sei ein dunkler Raum. Wir sehen absolut nichts. Es ist rabenschwarz. In diesen Raum geben wir jetzt ein Blitzlicht, wie bei einem Foto. Auf einmal sehen wir die Konturen. In einem Raum sähen wir, wo der Sessel steht, wo die Tür ist, wo vielleicht ein Schrank steht etc. Für unsere Psyche stellen wir uns jetzt die Frage, welche drei Adjektive unseren derzeitigen psychischen Zustand am besten beschreiben.

Und was bringt uns die Technik?

Sie gibt uns ein ziemlich direktes Feedback darüber, wie es uns geht. Sagen wir mal, wir führen die Blitzlicht-Methode zwei Wochen lang, jeden Tag dreimal durch. Und eigentlich fühlen wir uns jedes Mal »müde, erschöpft, gestresst«. Dann ist uns das nach zwei Wochen sehr bewusst. Wir spüren wahrscheinlich besser, dass wir etwas ändern sollten, damit wir mal ein schöneres Adjektiv verwenden könnten. So benutze ich die Technik: Wenn ich nach der Arbeit ein Blitzlicht mache und merke, dass das Adjektiv »gestresst« oder »unter Druck« meinen Zustand gut beschreibt, setze ich mich meist noch mal hin, trinke ein Glas Wasser und überlege, an welcher Stelle ich Druck herausnehmen könnte. Das sind meistens Kleinigkeiten, die sich aber enorm auf das eigene Wohlbefinden auswirken. Gleiches gilt auch für die positiven Adjektive: Ich kann es total genießen, wenn das Blitzlicht mir bewusst macht, wie glücklich ich im Hier und Jetzt bin.

Sollten wir alle mehr nein sagen, um uns zu entlasten?

So würde ich das nicht formulieren. Wenn wir nein sagen, sagen wir ja zu anderen Dingen. Wenn Sie zu allem ja sagen, sagen Sie in der Folge eben auch an manchen Stellen nein zu sich selbst. Es ist für viele Menschen schwer, »charmant« nein zu sagen. Wir setzen das häufig direkt mit Ablehnung gleich, und es ist oftmals ein etwas längerer Weg, auf eine selbstwertdienliche Weise Grenzen zu setzen, ohne sich dabei selbst schlecht zu fühlen.

Wenn uns das klar ist, was wichtig ist und was nicht, liegt das Nein quasi näher, als wenn wir überhaupt keine Idee davon haben, wie wir und nach welchen Werten wir eigentlich leben wollen. Wir sollten in Anlehnung an Greg McKeown beim

Nein-Sagen die Entscheidung von der Beziehung trennen. Denn ein Nein ist nicht gleichbedeutend mit der Ablehnung einer Person.

Ich persönlich halte mich an das langsame Ja und das schnelle Nein. Für Zusagen lasse ich mir, wenn ich nicht vollends überzeugt bin, viel mehr Zeit als für Absagen. Auch an dieser Stelle kann einen das Blitzlicht unterstützen: Wie fühle ich mich in diesem Augenblick, und kann ich auf dieser Basis noch irgendetwas zusagen, oder sollte ich jetzt einfach mal die Füße hochlegen.

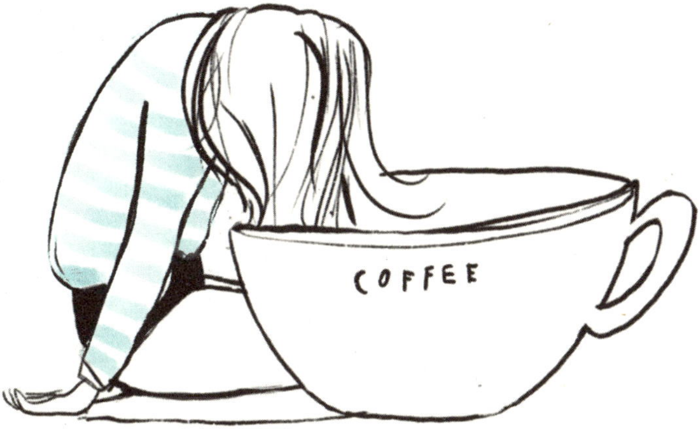

STUDIE

»DAS KÖNNEN FRAUEN EBEN EINFACH BESSER« ...

... dieser Satz fällt oft, wenn erklärt werden soll, warum Mütter sich mehr um die Kinder kümmern. Das ist aber Quatsch, erklärt Wissenschaftlerin Mai Thi Nguyen-Kim nun. Denn: Das Glückshormon Oxytocin wird nachweislich genauso bei Vätern ausgeschüttet, es entsteht, wenn man mit dem Kind spielt oder kuschelt. Außerdem wurde nachgewiesen, dass der Testosteronspiegel eines Mannes umso niedriger ist, desto mehr Zeit er mit seinen Kindern verbringt. Heißt also: Nicht das Geschlecht gibt vor, wie gut du dich um dein Kind kümmerst. Sondern: Wenn du dich um dein Kind kümmerst, stellen sich die Hormone darauf ein!

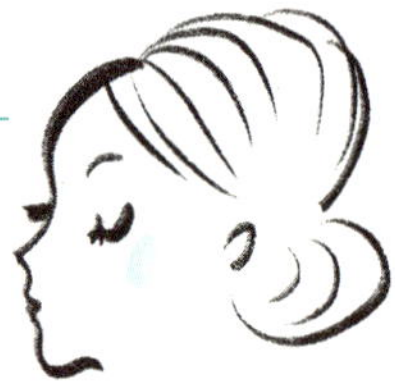

IMPULS VON LISA

Von der Unaushaltbarkeit des Ungleichgewichts

Ich kann kaum aushalten, wenn jemand ein falsches Bild von mir hat. Ich will das klarstellen. Ich kann kaum aushalten, wenn die Kinder streiten. Ich will das schlichten.

Ich bin eine gekräuselte Bluse, die glatt gebügelt werden muss, um inneres Gleichgewicht zu haben, um sich wohl zu fühlen. Ich habe das ganz große Bedürfnis, dass es den Menschen um mich herum gut geht. Ist dies nicht so, versuche ich auszugleichen, gegenzusteuern.

Die fremde PR-Frau, die kurz Hilfe braucht? I feel you, ich spring kurz ein. Die Mama, die es im Rücken hat? Komm, ich helf dir kurz tragen. Das Kind, das in der Zoohandlung nicht gut behandelt wird? Nee, das halt ich nicht aus, da muss ich was sagen.

Vieles in meinem Leben lässt sich damit erklären. Weil ich wie viele Frauen so mitfühle. Weil die Hirnhälfte, die für Emotionen zuständig ist, bei uns einfach so stark ausgeprägt ist. Was wir da tun, dieses Fühlerausstrecken, dieses Abscannen, wer was braucht und wie wir helfen können, dieser Wunsch, Ausgleich zu schaffen, nennt sich Gefühlsarbeit.

Wem seine Mitmenschen nicht egal sind, der verbraucht Energie darauf. Deswegen muss die PR-Frau vielleicht irgendwann auch mal warten, weil grad anderes wichtiger ist. Wir müssen

Fenster schließen, um uns selbst zu schützen. Lernen, auch mal nein zu sagen. Abzugeben. Wir können nicht alles gleichzeitig. Sonst bricht das System zusammen.

Das erklärt aber auch, warum wir so schlecht loslassen können und das erst lernen müssen. Denn das Nein, das bei der PR-Frau klappt, klappt längst nicht immer auch zu Hause.

Neulich war nach einem sehr, sehr anstrengenden Tag das Mathearbeitsheft unseres Jüngsten weg, das er für den nächsten Tag brauchte. Für mich begann ein solches innerliches Ungleichgewicht, dass ich sogar 30 Euro Finderlohn aussetzte. Ich wünschte mir an diesem Tag so sehr einen Feierabend für meinen Kopf. Ich wusste, ich würde nicht schlafen können, wenn da jetzt noch was offen wäre.

Als ich dann die Idee hatte, wo es sein könnte und der Sohn es dort wirklich fand, war ich so erleichtert, dass ich alle hätte knutschen können. Es war nichts Weltbewegendes. Aber für mein überlastetes Hirn in diesem Moment die Welt.

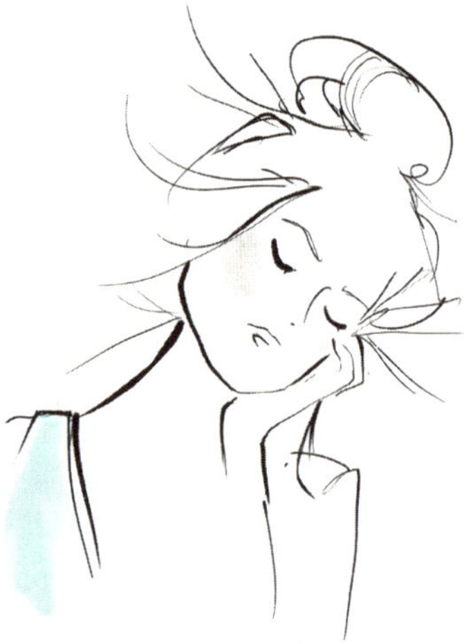

IMMER WEITERSTRAMPELN

Unser Leben als Eltern ist wie eine Fahrradfahrt. Mal ist sie anstrengend, weil ein Hügel ansteht, mal kommen wir richtig ins Schwitzen, weil wir durch ein Gebirge müssen, und mal können wir im fünften Gang den Berg runtersausen, und alles läuft ohne unser Zutun, ja, wir können sogar laut »Jippieh« schreien dabei und die Füße zu den Seiten in die Luft strecken, weil wir den Fahrtwind so sehr genießen. So lang jedenfalls, bis wieder neue Hürden kommen. Ein neuer Berg vielleicht, für den wir dann erst mal ein paar Gänge runterschalten müssen, um wieder in Fahrt zu kommen.

LAURA FRÖHLICH

Mamas unsichtbarer Stress

Laura Fröhlich weiß, wie Frauen und Männer, die in einer Beziehung leben, die mentale Last in der Familie besser verteilen können. Als Autorin, Journalistin und Bloggerin ist sie Expertin in Sachen Mental Load.

Vor zwei Jahren saß ich verzweifelt auf dem Küchenboden und wusste weder ein noch aus, denn es gab so unglaublich viel zu tun. Meine Listen waren endlos, und noch dazu war ich für meine Familie das mentale Backup. »Hast du meinen Geldbeutel gesehen?« »Mama, wo ist meine Puppe, wo sind meine Sammelkarten und mein Hausaufgaben-Blatt?« Und dann mailte die Oma noch die Frage, was sich ihre Enkel zum Geburtstag wünschen. Ich koordinierte unsere sozialen Kontakte, plante den Urlaub und organisierte die Garderobe von uns allen, kümmerte mich um meinen Beruf, den Haushalt und eine gute Atmosphäre zu Hause. Lag dieses immense Pensum auch an den hohen Ansprüchen, die ich an mich stellte? Möglich, aber sie kommen nicht von ungefähr, und ich wette, auch du spürst, was Mütter heute vermeintlich alles leisten sollen.

Wir Frauen werden von klein auf zur Sorge-Arbeit erzogen und fühlen uns für unsere Mitmenschen und eine gute Atmosphäre verantwortlich. Garantiert bekommst du sofort ein schlechtes Gewissen, wenn du deiner Familie den Rücken kehrst, und rufst lieber schnell zu Hause an, um zu fragen, ob alles in Ordnung ist, oder? Mit dem Kopf immer bei Kindern und dem Haushalt zu sein verhindert aber, dass wir abschalten und uns erholen können.

Das Problem an der ganzen unsichtbaren Arbeit zu Hause ist, dass sie nie aufhört, es dafür kaum Anerkennung und kein Geld gibt, sie an die Ressourcen geht und mental extrem belastet. Ich empfehle dir, das Thema bei euch zu Hause auf den Tisch zu bringen. Folgende Schritte helfen dir dabei:

1. *Eine Mutter hat immer Zeit für ihre Kinder, sie ist geduldig, kocht gesund und backt den Kuchen selbst, ist finanziell unabhängig und beruflich erfolgreich, schön und fit ...* Setz dich in Ruhe hin und denk über die viel zu hohen Ansprüche nach, die heute an Mamas gestellt werden, und hinterfrage jeden einzelnen. Welche Ansprüche sind dir wichtig, welche kannst und willst du erfüllen? Sortiere großzügig aus!

2. Steck dir für drei bis vier Tage einen Haftzettelblock und einen Stift in die Hosentasche, und notiere dir jede Aufgabe, die dir einfällt und die es zu erledigen gilt, egal, wie trivial sie scheint.

3. Bitte deinen Partner in aller Ruhe um ein Gespräch. Redet dann, wenn ihr beide so entspannt wie möglich seid. Artikuliere dein Problem, fordere Veränderung und formuliere selbstbewusst deinen Wunsch nach mentaler Entlastung.

4. Sprich über das, was dich so quält: die mentale Last, für alle Belange verantwortlich zu sein, an alles denken und immer die Initiative ergreifen zu müssen. Ihr seid ein Team, und wenn es einem von euch nicht gut geht, müsst ihr daran etwas ändern.

5. Geht die Haftzettel durch, die du aufgeschrieben hast, und erstellt eine Liste mit Aufgaben, die zu Hause anfallen. Ihr werden eine Weile daran sitzen, denn es sind endlos viele Kleinigkeiten.

6. Besprecht eine mögliche neue Aufteilung: Wer übernimmt welchen Verantwortungsbereich? Welche Aufgaben werden langfristig verteilt, welche jede Woche neu? Gibt es Vorlieben oder besondere Abneigungen?

7. Nun könnt ihr euch Werkzeuge raussuchen, um die Aufgaben zu organisieren. Es gibt digitale Apps wie Trello oder Tody. Wenn ihr analoge Systeme vorzieht, wäre ein Kanban-Board eine Idee, auf dem ihr die Aufgaben verteilt. Synchronisiert eure Smartphone-Kalender, und haltet euch regelmäßig über Wünsche, Sorgen oder Kleidergrößen der Kinder auf dem Laufenden.

8. Trefft euch einmal die Woche zu einem »Küchenmeeting« und besprecht, welche Termine und Aufgaben in der kommenden Woche anfallen. Ist einer von euch aktuell stark belastet? Werden die Aufgabenberge zu viel? Könnt ihr weniger dringende Aufgaben streichen, delegieren oder vereinfachen?

9. Plant Auszeiten für euch beide und nehmt diese so wichtig wie alle anderen To-dos.

ACHTUNG!

Besonders stressig und mental belastend ist der sogenannte »Alltagstrott«. Das sind Aufgaben, die jeden Tag anfallen, dringend sind und keinen Aufschub dulden, wie Essen machen, Kinder abholen, Zähne putzen oder ins Bett bringen. Achtet drauf, dass diese Aufgaben nicht von einem alleine gemacht werden, sondern teilt sie auf.

Auch wenn einer in Vollzeit erwerbstätig und der andere in Elternzeit ist, bedeutet das, dass beide arbeiten. Bezahlte Arbeit ist nur möglich, wenn ein anderer die unbezahlte macht und umgekehrt. Anders als im Büro oder am Fließband ist die Arbeit zu Hause allerdings endlos, und mit kleinen Kindern sind Pausen spärlich. Auch der Erwerbstätige oder die Erwerbstätige kann Verantwortungsbereiche in der Familie übernehmen. Verantwortung für eine Aufgabe zu übernehmen beinhaltet Planung, Konzeption und Ausführung, und das mit Verlass. Wer dauernd nachhaken oder erinnern muss, ist nicht wirklich entlastet.

Nehmen wir die ersten Schritte selber in die Hand. Und damit meine ich nicht, die Ansprüche an Mutterschaft zu erfüllen, sondern es endlich nicht mehr tun zu wollen!

VON BERUFSTÄTIGEN MÜTTERN

Kennt ihr diesen Comic, in dem sechs Personen auf einer Tartanbahn an den Startblöcken sitzen, bereit, in ihren Business-Kostümen und -Anzügen loszusprinten? Und während die drei Männer freie Bahn haben, bauen sich vor den drei Frauen Wäscheleinen, Bügelbretter und Backöfen auf? Sie haben also die gleiche Strecke vor sich, müssen aber mehr Hürden nehmen. So wird das mit dem Zieleinlauf natürlich etwas anstrengender als für die Herren neben ihnen ...

PATRICIA CAMMARATA

Mental Load-Test für Väter

Die folgenden Worte stammen aus der Feder von Bloggerin, Autorin und Podcasterin Patricia Cammarata, die seit Jahren erfolgreich den Finger in die Gleichberechtigungs-Wunde legt. Kleine Warnung: Dieses große, nicht ganz ernst gemeinte, aber sehr ernste Quiz kann Augen öffnen.

Jede korrekte Antwort erhält einen Punkt. Wenn es Extrapunkte zum Sammeln gibt, steht das dabei. Rechne die Punkte am Ende zusammen!

1. Wie heißt dein Erstgeborenes mit Vornamen?

2. Wann hat dein Erstgeborenes Geburtstag?

3. Wie heißt die Lieblingserzieherin oder -lehrerin deines jüngsten Kindes?

4. Wie heißt der wichtigste Freund/die wichtigste Freundin deines Kindes?

5. Was hat das älteste Kind als Letztes zum Geburtstag geschenkt bekommen?

6. Wann steht die nächste U-Untersuchung an?

- Du bist schon mal alleine mit einem deiner Kinder bei der U-Untersuchung gewesen und konntest die Fragen des Kinderarztes weitgehend beantworten? Das gibt einen Extrapunkt.

- Wenn du weißt, wo der Impfpass liegt, bekommst du trotzdem einen Punkt.

7. Wann ist bei euch in der Regel Bettgehzeit?

   - Einen Extrapunkt, wenn du an mindestens drei Tagen pro Woche derjenige bist, der zu dieser Uhrzeit sagt: »So Leute, jetzt bettfertig machen.« (Nicht für jedes Mal einen ...!)

8. Welche Kleidergröße hat dein jüngstes Kind gerade?

9. Hast du in den letzten vier Wochen bei mindestens einem Familienmitglied die Bettwäsche gewechselt? Extrapunkt!

10. Hast du in den letzten vier Wochen bei mindestens einem Kind die Fußnägel geschnitten? Extrapunkt! (Nicht für jedes Mal einen ...!)

11. Wo werden deine gewaschenen Hosen gelagert?

12. Wo liegt das Geschenkpapier?

13. Wann hat die Mutter deiner Partnerin Geburtstag?

14. Hast du in den letzten vier Wochen mindestens einmal Zimmerpflanzen gegossen? Extrapunkt! (Nicht für jedes Mal einen ...!)

15. An welchem Wochentag wird der gelbe Sack abgeholt?

16. Verreist deine Partnerin, ohne für dich vorzuarbeiten (z. B. Einkäufe, Vorkochen, Essensplan erstellen, ...)? Bei Ja: Extrapunkt!

17. Bleibt deine Partnerin im Bett liegen, wenn sie krank ist? Bei Ja: Extrapunkt!

18. Ihr arbeitet beide gleich viele Stunden außer Haus?

- Du zahlst von deinem Gehalt private Rente für sie ein? Extrapunkt!

19. Der Mülleimer ist voll. Du siehst das selbst und leerst ihn eigenständig?

- Deine Partner wäscht ihn danach aus? Ein Punkt Abzug.

20. Du packst, wenn ihr in den Urlaub fahrt, deine und die Sachen für die Kinder? Einen Extrapunkt.

21. Du sammelst schmutzige Wäsche aus allen Ecken der Wohnung, wäschst sie und faltest sie zusammen?

22. Du kochst für die Familie.

- Danach übernimmt das Aufräumen und Putzen aber jemand anders? Ein Punkt Abzug.

23. Du schreibst Einkaufslisten, nachdem du alleine die Essenswochenplanung gemacht hast?

24. Eure Lieblingsmarmelade ist leer. Du nimmst das Glas, entsorgst es im Glasmüll und setzt die Lieblingsmarmelade eigenständig auf die Einkaufsliste?

25. Deine Partnerin ist auch berufstätig, und du hast die Hälfte aller Kinderkrankentage übernommen? Ja: ein Punkt, Nein: minus fünf.

26. Du hast Elternzeit genommen?

- Nein? Minus fünf.
- Ja, aber nur zwei Monate zusammen mit deiner Partnerin? Minus drei Punkte.
- Ja, mehr als zwei Monate und zwar alleine? Plus fünf Punkte.

AUSWERTUNG

Alle Punkte zusammengerechnet? Super, tadaaaaaa, jetzt habt ihr wirklich den richtigen Wert und könnt die Auswertung lesen.

0 bis 9 Punkte:
Stufe I: Du atmest, schläfst und benutzt das Badezimmer. Und bringst das Auto zum TÜV. Ist klar! Aber sonst bist du so was wie ein Wellensittich.

10 bis 19 Punkte:
Cool. Du hast Stufe II erreicht. Du hilfst im Haushalt und mit den Kindern. Wenigstens deine Schwiegermutter – Jahrgang 45 – findet, dass ihre Tochter echt Glück hat.

20 bis 29 Punkte:
Perfekt: Stufe III, du erledigst deine 50 % To-dos in Sachen Haushalt und Kinder.

30 Punkte und mehr:
Stufe IV wurde erreicht, du übernimmst deine 50 % Verantwortung in Sachen Haushalt und Kinder und die To-dos. Ab ins Museum – du bist so selten, du gehörst ausgestellt.

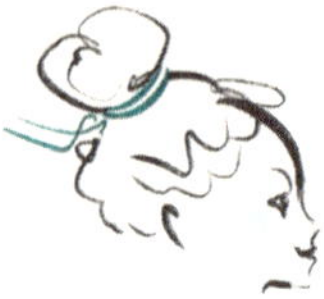

VON LISA

Ein Foto und seine Geschichte

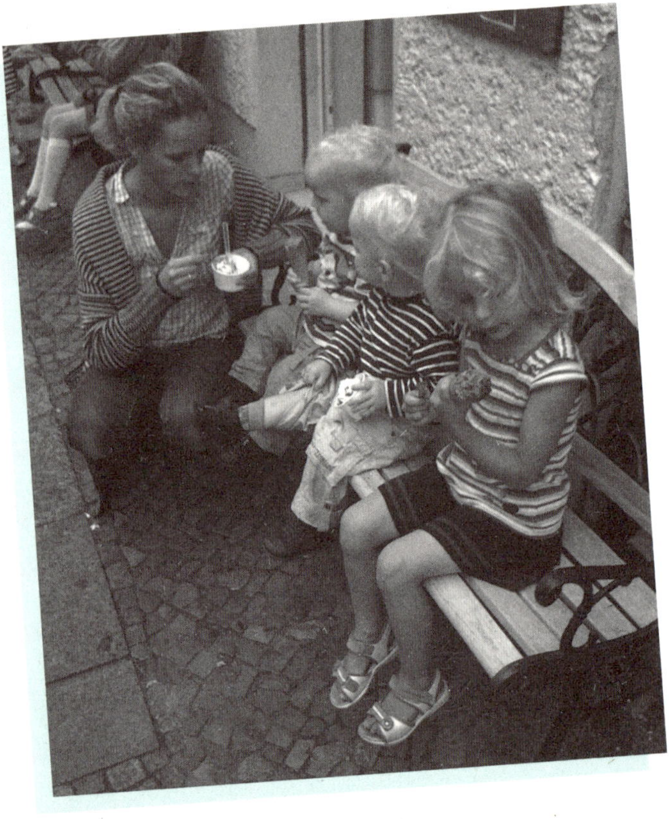

»Diese Eisdiele hat mich so oft gerettet. Meine Tochter war erst anderthalb, als ich mit den Zwillingen schwanger wurde. Als der Bauch immer größer und die Wege immer mühsamer wurden, lag diese Eisdiele genau auf der Mitte zwischen unserer Wohnung und dem Spielplatz. Ich musste nur bis dahin kommen, dann – so wusste ich – gäbe es eine kleine süße Pause. Einen Mini-Rettungsanker. Und wie ihr seht, gingen wir auch nach der Geburt – dann eben mit drei Kindern – regelmäßig hin. Denn das hier war unsere kleine Oase der Ruhe. Was mir guttat und mir Pausen zum Verschnaufen brachte, musste auch für die Kinder gut sein. Ich glaube, das schwang da mit – trotz Karies und Kalorien.

Was mir auf diesem Foto aber auch auffällt, ist, dass ich dieses Verschnaufen hier in diesem Moment nur meinen Kindern gönne. Hauptsache, ihnen geht es gut. Hauptsache, sie können mal kurz sitzen. Dass ich die ganze Nacht nicht geschlafen hatte, dass ich trotz warmer Temperaturen eine Strickjacke brauchte vor lauter Übermüdung, tja, das veranlasste mich nicht, mich auch mal kurz zu setzen. Selbst in den Pausen war ich also im Kümmermodus, half beim Nicht-Kleckern und hockte, statt auch mich mal kurz zu entspannen.

Ich glaube, da geht es nicht nur mir so, dass wir als Mütter zunächst mal schauen, dass es allen anderen gut geht. Dass wir eher selbst verzichten, als anderen Verzicht zuzumuten. Ja, viel zu oft sind wir selbstlos und aufopfernd. Ich musste erst lernen, dass auch mir mal ein Stuhl oder eine Bank zusteht. Mit der Anzahl und dem Alter der Kinder wird es leichter, auch für sich selbst einzustehen. Wenn hinter der allzeit Versorgenden auch wieder du aufblitzt. Es bringt nämlich nichts, wenn wir uns selbst so aufreiben, dass irgendwann gar nichts mehr geht. Halten wir es lieber wie im Flugzeug: Da sollen sich im Falle eines Druckabfalls nämlich auch zuerst die Erwachsenen die Sauerstoffmasken aufsetzen, um dann gut ihren Kindern helfen zu können. Das nächste Eis gehört also mir. Und der Sitzplatz auch.

Wenn mir das nur nicht so schwerfallen würde – auch heute noch. Aber wir lernen ja zum Glück mit jedem Tag dazu. Eben auch, für uns selbst einzustehen, um Kraftreserven aufzufüllen.«

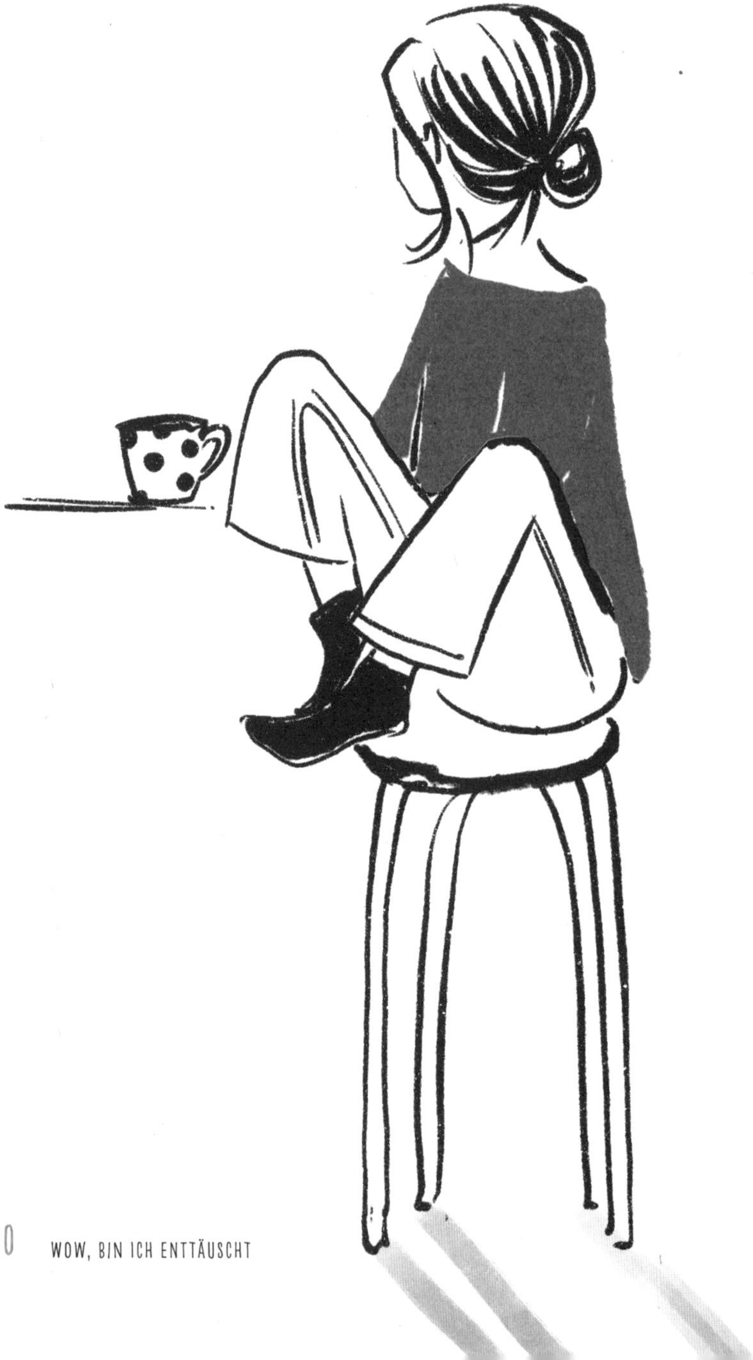

Wow, bin ich enttäuscht

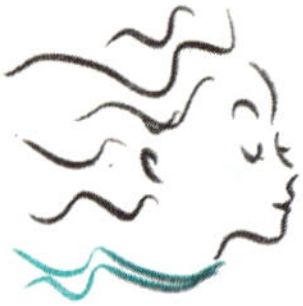

VON KATHARINA

Weil alles so anders ist als gedacht

Wie wir manchmal dasitzen und uns fragen, in welches Schauspiel wir da eigentlich hineingeraten sind. Wie anders alles ist, als wir uns das mal vorgestellt haben! Wie naiv wir doch waren, als wir annahmen, wir säßen abends immer in weißen Shirts wie eine Werbefamilie friedlich und glücklich zusammen beim Abendessen. Und wie dann das Leben so viel bunter und lauter in unser Leben krachte, als unsere Vorstellung das so hergab. Puh, wäre das sonst aber auch langweilig geworden …

Es war der dritte oder vierte Urlaubsabend, die Wärme hing zwischen den alten Häusern, vor uns stand eine Pizza, da schlug mein Mann mit der Faust auf den Tisch und rief: »Jetzt ist Schluss. Ich hab die Schnauze voll von eurem Gestreite.«

Die anderen Gäste guckten irritiert an unseren Tisch, der Kleine fing an zu heulen, die Große schob bockig die Unterlippe hervor. *Herr, schick mir ein großes Glas Rotwein,* dachte ich. Oder ein Loch, in dem ich verschwinden kann. Aber der liebe Gott ließ mich dasitzen, in Süditalien an dem Tisch mit den rot karierten Tischdecken und schüttete noch schlechte Stimmung über uns aus.

Was war los? Wir hatten uns so auf unseren Urlaub gefreut, auf Ruhe und Erholung, doch die Kinder zankten sich nonstop. Es fing an, sobald der eine aufwachte und dem anderen das Kuscheltier wegnahm. Sie schubsten einander, zwickten sich, gönnten sich nicht die Butter auf dem Brot (geschweige denn das tägliche Eis). Wir versuchten unser Bestes – kauften zwei Eimer, zwei Schippen, jedem zwei Förmchen. Achteten darauf, dass die Portionen Orangensaft am Morgen exakt gleich groß waren, teilten die Schokolade millimetergenau, aber stets beschwerte sich einer über irgendeine schreckliche Ungerechtigkeit.

Am kilometerlangen Sandstrand wollten sie auf dem gleichen Quadratmeter buddeln und keinen Zentimeter zur Seite rutschen. Sie nahmen einander die Sachen weg, zerstörten die Sandburgen, kniffen sich, streckten sich die Zungen raus, ärgerten sich so lange, bis einer heulte. Wir Eltern immer als Vermittler. »Warum sind die so verdammt undankbar«, dachte ich. Das Wetter ist toll, es gibt einen Pool – alles könnte so wunderbar sein. Ich war einfach nur noch traurig und enttäuscht.

Enttäuscht, dass meine Kinder nicht so friedlich und liebevoll miteinander spielten, wie das Hashtag #Geschwisterplüsch das bei anderen Familien auf Instagram zeigte. Enttäuscht, dass die Kinder undankbar für so einen tollen Urlaub sind. Enttäuscht, dass ich es nicht schaffe, dann noch cool und zugewandt zu bleiben, sondern meckere und motze und ja, auch mal rumschreie.

Ich glaube, dass die Enttäuschung uns Mütter ganz besonders hart trifft. Es ist einfach schmerzlich, wenn die Realität so ganz anders aussieht als das, was wir uns in unseren Vorstellungen ausgemalt haben.

Wenn wir feststellen, dass der Chef uns nach dem Wiedereinstieg keine spannenden Projekte mehr gibt. Wenn der Partner sich doch nicht so engagiert in die Erziehung einbringt, wie wir das ausgemacht hatten. Warum verbringen doch immer wir die Nächte neben dem fiebernden Kind? Warum eilen immer wir in die Schule, wenn die Lehrer zum Gespräch bitten? Hallo, hatten wir nicht mal ausgemacht, dass wir gleichberechtigt leben wollen, dass wir uns die Familienthemen aufteilen?

Wenn wir merken, dass Freundschaften sich verändern, dass wir im Alltag nicht mal mehr Zeit finden, um einmal die Woche ins Fitnessstudio zu gehen. Wenn wir realisieren: Huch, das alles ist ganz anders als in der Merci-Werbung.

KÖNNEN KINDER EIGENTLICH SUCHEN?
DIE MEISTEN FINDEN NICHTS.
AUCH NICHT, WENN ES VOR IHNEN LIEGT.

Und dann? Was machen wir, wenn wir nicht mehr verklärt durch die rosarote Brille gucken? Klar, erst mal ordentlich heulen, uns ärgern, fluchen. Und dann machen wir, was wir am besten können: durchatmen, Krönchen richten und versuchen, das Positive zu erkennen.

Denn es gibt Positives. Nehmen wir einfach das Wort Enttäuschung und dröseln es auf. Ent-täuschung. Heißt: Durch all unsere Erfahrungen wurden wir ent-täuscht, wir hängen also nicht länger einer Täuschung hinterher. Die Ent-Täuschung zeigt uns auch, dass unsere Kinder nicht wie kleine Erwachsene funktionieren, dass sie nicht dazu da sind, unsere Erwartungen zu erfüllen – sondern dass sie eben auch im Italienurlaub meckern, sich streiten und uns fordern.

Das heißt ja nicht, dass wir alles einfach so nun hinnehmen müssen und uns passiv in unser Schicksal fügen sollen. Nein, diese Enttäuschung birgt jede Menge Chancen, denn vielleicht erkennen wir, dass einige unserer Vorstellungen völlig überzogen waren, die Ansprüche an uns und andere unrealistisch. Dann können wir diese korrigieren, Druck rausnehmen und auf Neustart drücken.

Wie unser Italien-Urlaub weiterging? Er hat keine Medaille für den entspanntesten Trip ever gewonnen. Er blieb anstrengend, wir haben zu viel Rotwein getrunken, die Kinder haben sich weiterhin gezofft. Aber es gab auch viele schöne Momente, mit Erdbeereis, Muschelnsuchen, Pizza, Händchenhalten und Arschbomben in den Pool. Diese Momente haben wir in uns aufgesogen und tief im Herzen gespeichert. Gleich neben der Hoffnung, dass die Kinder in ein paar Jahren keine Lust mehr haben, mit uns in den Urlaub zu fahren, und wir dann den ganzen Tag faul in der Sonne liegen und Bücher lesen können ...

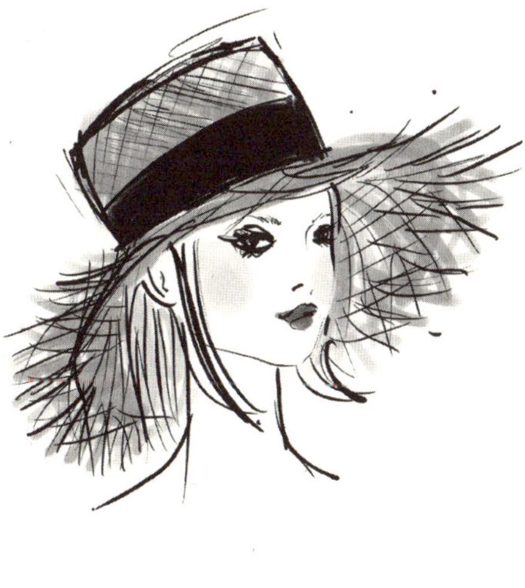

Sätze, die schon meine Mutter sagte ...

Was haben wir diese Sprüche als Kinder gehasst – und nun rutschen sie uns selbst bei unseren Kids immer wieder raus. Hier die Top Ten der Stadt-Land-Mama-Leserinnen. Wer fühlt sich ertappt?

- Und wenn alle anderen von der Brücke springen, springst du hinterher?!?!
- Ich zähle bis drei, dann ...
- Wenn du mal eigene Kinder hast, wirst du merken, dass ich recht hatte
- Ich hole gleich eine Mülltüte und schmeiße alles rein, was hier rumliegt
- Es ist da, wo du es hingelegt hast
- Ihr lernt ja nicht für mich, sondern für eure Zukunft!
- Ist mir egal, wer angefangen hat
- Weil ich es sage!
- Wenn du es nicht gern machst, dann machst du es eben ungern
- Andere Kinder haben gar nichts zu essen!

Nicola Schmidt

Warum Geschwister so häufig aneinandergeraten ...

... und wie wir das aushalten oder sogar verändern können, das weiß Bestseller-Autorin Nicola Schmidt. Die Wissenschafts-Journalistin hat nicht nur ein viel beachtetes Buch über Geschwisterkinder geschrieben, sondern gibt im Rahmen ihres Artgerecht-Projekts auch Elternkurse, um zu zeigen, wie wir alle glücklich miteinander leben können. Und nein, dabei müssen sich die Geschwisterkinder nicht einmal lieben ...

»Ich will zuerst Apfelsaft! Nein, das ist mein Platz! Ich will vorne sitzen!« Warum streiten Kinder eigentlich so viel?

Ja, das habe ich mich auch lange gefragt! Heute weiß ich: Es geht um Ressourcen, es geht darum, wer mehr Aufmerksamkeit bekommt. Wer lauter schreit, überlebt im Zweifel eher, das hat eine Studie zu Säuglingstemperamenten bei den damals nomadisch lebenden Massai in Kenia gezeigt. Kinder, die schreien, werden mehr gestillt, die Gefahr des Verhungerns in Notzeiten ist geringer. Zusammengefasst geht es also ums Überleben, wenn unsere Kinder Aufmerksamkeit fordern.

Hach, wie schön alles sein könnte, wenn einfach alle miteinander spielen würden, statt sich gegenseitig die Butter auf dem Brot nicht zu gönnen ... Darf ich enttäuscht sein, weil ich mir das alles so anders vorgestellt hatte?

Ja, klar! Das müssen wir sogar. Wenn wir uns das nicht erlauben, baut sich in uns zu viel Druck auf, den wir dann möglicherweise an den Kindern auslassen. Der Druck muss raus. Wir können uns ausheulen beim Partner oder der Freundin, im Wald brüllen, mit dem Boxsack kämpfen. Wichtig ist es, richtig reinzugehen in den Schmerz – und ihn dann loszulassen.

| Also zunächst nichts ändern?

Erst mal akzeptieren, dass es gerade so ist, wie es ist. Denn solange da bei uns noch Druck auf dem Kessel ist, sehen wir viel zu oft ausschließlich die negativen Dinge bei den Kindern. Da kommen wir zu schnell in eine Spirale, die uns allen nicht guttut. Es annehmen und darauf vertrauen, dass es ja auch wieder anders werden wird, ist der erste Schritt.

| Wenn wir jetzt an Alleinerziehende denken ...

... ihnen, aber auch allen anderen Müttern empfehle ich die Technik, die auch bei mir seit mittlerweile 20 Jahren hilft. Und zwar die 3-Morgenseiten-Technik. Jeden Morgen nach dem Aufwachen drei handgeschriebene Seiten verfassen, auf denen wir alles festhalten, was uns stört und wie es uns damit geht. Der Effekt ist erstaunlich.

| Inwiefern?

Wenn wir drei Tage hintereinander dasselbe aufgeschrieben haben, werden wir am vierten Tag etwas ändern. Es vermindert den Druck, zeigt, was wirklich stört, was wir ändern sollten, und führt uns zurück in die Selbstbestimmung. Probiert das mal zwei Wochen lang aus. Wichtig: drei Seiten, denn auf der dritten Seite wird's meist erst spannend.

Was, wenn mir als Mutter trotzdem mal alles zu viel wird, der Trubel, der Geschwisterstreit. Wenn ich einfach mal eine Auszeit brauche?

Wenn wir es gut verkaufen, haben alle in der Familie etwas davon. Sagen wir den Kindern: »Boah, du bist schon so groß, na guuut, du darfst heut mal eine Nacht zu Oma und Opa und was erleben. Aber nur eine Nacht, o.k.?!«, dann ist das eine ganz andere Botschaft, als wenn wir sagen: »Ich brauch Ruhe, bitte geh weg.« Mein Mann sagt immer: »Alles eine Frage des Marketings.«

Nicht alle können sich dann teure Auszeiten leisten ...

... die braucht es auch gar nicht. Es gibt für mich oft nichts Heilsameres als die eigenen vier Wände. Einfach mal wieder dort tun und lassen, was wir möchten, alte Fotoalben rauskramen oder Tagebücher, im Bademantel rumlaufen, Chips essen, Yogamatte rausholen, schlafen, was auch immer uns guttut.

»Du bist so doof!«, »Ich mag dich nicht«, »Ich wäre lieber Einzelkind«. Gibt es vielleicht wirklich Kinder, die sich einfach nicht mögen?

Ja, die gibt es. Geschwister sind so unterschiedlich wie beliebig auf dem Spielplatz zusammengesammelte Kinder. Wichtig: Geschwister *müssen* sich nicht mögen. Kinder dürfen ihren Bruder oder ihre Schwester panne finden, beleidigen hingegen ist nicht erlaubt. Wir dürfen Respekt und Fairness erwarten – Liebe hingegen nicht.

Und wenn sie sich dann doch beleidigen?

Dann greife ich ein und sage laut und deutlich: *Stopp! Ihr müsst euch nicht mögen, aber respektieren. Ich erlaube das nicht.* Wir brauchen in der Familie soziale Regeln. Bei uns ist Beleidigen zum Beispiel weder verbal noch körperlich oder mit Blicken erlaubt. Wenn die Mädels sagen: »Bäh, Jungs sind doof«, berufe ich eine Familienkonferenz ein: *Was ist los? Was brauchst du, um damit aufzuhören?* Dann merken die Kinder selbst, dass Zickigsein das Klima vergiftet. Ich sage auch immer wieder: Wir sind ein Team, wir wollen zusammenhalten.

Das klingt toll, aber was, wenn das Kind auch nach dem hundertsten Hinweis noch »Du bist so Kacke« zum Geschwisterkind sagt oder die Augen verdreht?

Ein Kind ist niemals kacke, wenn überhaupt, die Handlung, die es vollzogen hat. Kinder dürfen sich nicht gegenseitig abwerten vor den Eltern, um selbst besser dazustehen. Aber sie versuchen das natürlich dauernd.

Und dann?

Du kannst nicht selbst Respekt verlangen, wenn du andere nicht respektierst. Wichtig sind hier Wiederholungen, wir müssen dranbleiben, geduldig sein. Ihnen klarmachen: *Ich sehe deinen Frust, aber das geht nicht.* Und dann Alternativen aufzeigen, wie man mit Wut und Frust umgehen kann. Jesper Juul hat mal einen schockierend augenöffnenden Satz gesagt, dass Kinder 800 Übungsfenster brauchen, um etwas verstanden zu haben. »Ich hab das jetzt schon dreimal gesagt«, ist also im Grunde ein Witz …

800-mal »vor dem Essen Hände waschen«, »die Jacke gehört an die Garderobe«?

Oh ja. Ich weiß, das ist anstrengend, und im Grunde sind wir für diese Erziehung als Eltern auch gar nicht gemacht. Wir sind dafür da, den Clan zusammenzuhalten, aber nicht, um Barbie zu spielen oder Torwart im Garten. Kinder lernen von anderen Kindern viel schneller als von uns. Wenn die 13-Jährige die Jacke immer aufhängt, tut das die Dreijährige auch viel lieber. Ein anderes Vorbild.

Das ist ja interessant.

Und ob. Soziale Regeln sind unser Job, aber viel zu oft müssen wir das Dorf ersetzen, das ist herausfordernd, aber wir müssen es halt machen, wenn es kein anderer übernimmt. Wir müssen diesen Erzieherjob nicht lieben oder ihn toll finden. Jede 16-Jährige im Dorf wäre sinnvoller, weil die Eltern-Kind-Spannung da wegfällt, der persönliche Konflikt. Meine Kinder lernen viel von ihrer sehr jungen Babysitterin, da lassen sie sich plötzlich anziehen, ins Bett bringen, helfen beim Ausmisten der Pferdeställe. Das ist sehr entlastend – für alle.

Gibt es denn streitbegünstigende Faktoren wie Altersabstand oder Geschlecht?

Ja, die gibt es. Statistisch gesehen sind Jungen, die vom Alter eng aneinander sind, am konfliktreichsten, da kommt es mehr zu Handgreiflichkeiten, aber jedem fallen jetzt sofort drei Gegenbeispiele ein – es ist eben nur statistisch. Unsere Gesellschaft tut aber ihr Übriges: Bei vielen traditionell lebenden Völkern müssen die Kinder eben nicht um 8.30 Uhr morgens still in einem Morgenkreis sitzen, obwohl sie vor Energie platzen. Viele Konflikte sind einfach der Art, wie wir leben, geschuldet.

Wie schaffe ich es als Mutter, mich da emotional nicht zu sehr reinziehen zu lassen?

Auch das ist schwierig, weil wir viel zu oft den Geschwisterstreit als Unterbrechung unseres getakteten Tagesablaufs sehen. *Jetzt bin ich doch schon so gestresst, jetzt lasst mich doch mal* ... Aber es ist nicht der Job der Kids, nett zu uns zu sein. Es ist unser Job, ihnen soziale Regeln beizubringen, sie da durchzucoachen. Und sie spiegeln uns, so dass wir lernen müssen, wie wir aus dem inneren Stress rauskommen, wenn sie nicht »funktionieren«.

Das hilft uns in der akuten Situation natürlich nicht ...

Akut hilft immer: atmen. Nicht: *Was ist jetzt schon wieder los?* rufen. Ich sage: Niemals negative Energie in ein negatives System geben. Lieber fragen: *Was brauche ich, was braucht ihr, damit ich hier kurz in Ruhe kochen kann?*

Und dann haben wir die Chefin am Telefon, und sofort eskaliert hinter uns die Lage, alle schreien, toben, wüten.

Kenn ich. Telefonieren ist für Kinder krass. So verwirrend. Denn wir sind als Mensch anwesend, aber eben nicht präsent. Es zeigt uns, dass das mit der Gleichzeitigkeit nur schwer funktioniert. Entweder es kümmert sich in der Zeit jemand anders, oder es gibt ein Hörspiel, oder es wird telefoniert, wenn die Kinder nicht anwesend sind oder schlafen. Mit dem Alter wird das besser. Eure Partner lassen euch ja mittlerweile auch telefonieren.

Später streiten sie sich darum, wer mehr Cornflakes in der Schüssel hat.

Wir müssen uns fragen: Welches Bedürfnis steckt hinter dem Verhalten? Sie fragen sich: Wenn meine Schwester ein Cornflake mehr hat, hat Mama sie dann also lieber? Wer würde in der Wildnis durchkommen? Es ist im Grunde eine Frage nach Liebe. Die richtige Antwort könnte also sein: Oh, du hast ein Cornflake weniger? Das soll nicht sein, das tut mir so leid! Dafür gibt's jetzt eine Extra-Umarmung. Es ist unglaublich, wie gut Kinder darauf anspringen.

»Immer darf die Große abends länger wach bleiben, und ICH muss ins Bett. Das ist sooo ungerecht.«

Oh ja, das kennen wir wohl alle. Aber lasst uns den Kindern das positiv vermitteln. Wer Rechte hat, hat auch Pflichten. Sie darf länger wach bleiben, dafür muss sie aber auch schon ihre Wäsche selbst zusammenlegen und hat Mülldienste. Du kommst auch noch in das Alter. Du hast es nicht schlechter, dein Zustand ist auch okay und erstrebenswert.

Wie ist es mit Lieblingskindern, niemand gibt es zu, aber viele Eltern haben ab und zu mal einen Favoriten (das kann sich natürlich ändern)? Darf das sein?

Es gibt Lieblingskinder, jeder hat Lieblingskinder. Das ist menschlich. Die Frage ist: Was mach ich damit? Ich muss anerkennen, dass es so ist, und mich fragen: Warum ist das so? Vielleicht weil es mir ähnlicher ist, weil ich es besser verstehe? Denn was mir fremd ist, macht mir Angst. Das ist ein Urinstinkt. Da müssen wir schauen: Welche Benefits hat das andere Kind in seinem Anderssein?

Hast du da ein Beispiel?

Der Sohn, der leicht die Beherrschung verliert: Hat er vielleicht auch viel mehr Freude und Lebensenergie als andere? Weiß er vielleicht richtig gut, was er will, und kann für seine Sache einstehen? Das ist eine Eigenschaft, die ihm im Leben oft helfen wird. Da müssen wir hinschauen. Und dann hilft es, sich jeden Abend drei Dinge über das Kind ins Gedächtnis zu rufen, für die wir dankbar sind. Denn wir lernen besonders von den »schwierigen« Kindern viel über uns selbst. Man könnte auch sagen: Jeder kriegt das Kind, das er gerade noch aushalten kann, so dass er außerhalb der eigenen Komfortzone Neues lernt.

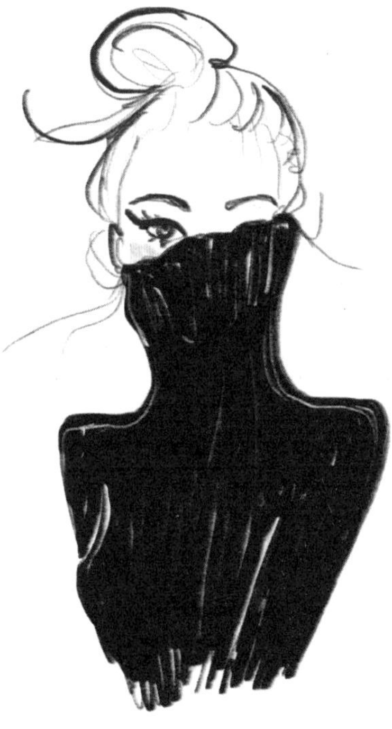

ANNE-LUISE KITZEROW

»Ihr nennt meinen Sohn ›Arschlochkind‹?«

Eines ihrer drei Kinder ist anders als andere, es mache »einsam innendrin«, sagt Anne-Luise. Hier erzählt sie, wie es sich anfühlt, sich immer wieder für das Verhalten des eigenen Kindes rechtfertigen zu müssen.

Wir kennen doch alle so ein Kind. Eines, das fast nie hört. Das den meisten einfach zu doll und zu viel ist. Eines, das haut, wenn es nicht weiterweiß, und das auch mal brüllt. Ich habe so ein Kind.

Hinter meinem Rücken, da spüre ich förmlich die rollenden Augen, wenn unser Sohn mal wieder die Wände bemalt oder ein Kind geschubst hat. Ich halte seine Fäuste zurück, wenn er wie ein Stier durch die Nasenlöcher pustet, weil er nicht weiß, wohin mit sich.

Er ist wild! Er ist ein Luftikus! Er weiß, was er will! Er kann sich nicht so gut beherrschen! All das habe ich in den letzten Jahren zur Genüge gehört. Ich habe gesehen, wie er als Einziger aus der Kita nicht eingeladen wurde zu den Geburtstagen und kleine Rotzlöffel mir sagten: »Er ist zu ungestüm, hat die Mami gesagt.« Ich habe gesehen, wie ihn die Erzieherinnen in die Ecke setzten und er beim Spielen nur noch zuschauen durfte. Ich habe Gespräche über Gespräche und Ergotherapie über Ergotherapie absolviert und trotzdem: Das Kind bleibt wild, sehr nah und störrisch.

Ich habe Nächte in mein Kissen geweint und mir gedacht, ich gehe zu einer Gesprächstherapie mit ihm, weil ich es nicht mehr aushalten kann. Dieses »Er hat aber wieder ...«, dieses ständige Rechtfertigen. Austreiben sollten wir das Wilde, das Kreative, das Chaos, um ihn konform und gesellschaftsfähiger werden zu lassen, das zeigten mir die Blicke und Reaktionen der anderen. Die der Mütter, die auf dem Spielplatz zu mir kommen und mir erzählen, dass ER soeben dieses weggenommen oder jenes Kind geärgert hat. Die derjenigen, die ratlos vor meinem Kind standen, als er sich taub stellte und lieber weiter Sand auf andere Kinder warf.

Ich habe irgendwann angefangen, Menschen zu meiden, vor allem Gruppen von Müttern. Ich habe meinem Mann auf die Schulter geweint und geschluchzt: »Unser Kind macht einsam innendrin.«

Ich habe meinen Sohn geküsst und ihn gewiegt in meinen Armen, wenn er mir berichtete, wie schwer das manchmal alles ist und dass die Ideen für einen brennenden Toaster und ein zerschnittenes Kleid direkt aus seinem Herzen kommen. Weniger Zwang, weniger Termine. Wir haben angefangen, viel allein zu unternehmen. Weniger Sollen und Müssen zu erleben mit ihm. Wir haben uns Ruhe gegönnt und mit ihm gemeinsam gerungen und geschrien, wenn er seine Schwester an den Haaren zog. Denn ich habe ihn immer gesehen, meinen wunderbaren Sohn. Ihn, den andere »Arschlochkind« nennen, weil seine kreativen Welten oft wie eine Wucht über ihm hereinbrechen. Den, der daheim am liebsten in seinem Zimmer Lego baut und der sich wünscht, dass ich ihm dabei zuschaue. Den, der so gern für seine Schwestern bastelt und mir meine müden Wangen küsst. Wild und wunderbar. Wenn das nur alle so sehen könnten ...

3 Fragen, die wir uns immer wieder stellen sollten:

- Will ich das?
- Will ich das?
- Will ich das?

VON GEFÜHLSSTARKEN KINDERN

Wenn dein Kind so anders ist als in deiner Vorstellung, so viel intensiver, fordernder, wilder und gleichzeitig feinfühlig, sensibel und verletzlich, dann ist das auch als Eltern nicht immer leicht auszuhalten. Gefühlsstarke Kinder – so nennt Autorin Nora Imlau Jungen und Mädchen, auf die diese Beschreibung zutrifft. Kinder, die einfach alle Gefühle so intensiv leben, dass ihre Begleitung zur Herausforderung werden kann. In ihrem Buch »So viel Freude, so viel Wut« nimmt sie Eltern an die Hand, die sich in ihrer Überforderung allein fühlen. Zum Wiedererkennen und Entlasten.

Enttäuschungen in aller Kürze:

1. Enttäuscht von den anderen Eltern

Statt Solidarität Zickenkriege? Psychologisch könnten wir das vermutlich damit erklären, dass wir uns vor Fremdem erst mal fürchten und darum andere Wege nicht so gut akzeptieren können. Besonders in der Elternschaft nicht, denn da geht es ja schließlich um das Wichtigste, das wir haben. Aber Kommentare wie »Deine Kinder tun mir leid«, weil ich wieder arbeite? No, no, nooo! Wir müssen Banden bilden, statt uns gegenseitig zu bekämpfen. Lasst uns bitte heute schon damit anfangen!

2. Enttäuscht vom Nicht-Gesehenwerden

Frauen machen einen ganzen Sektor der Wirtschaft aus, der von der Öffentlichkeit aber nicht wahrgenommen wird. Sie leisten nämlich den Großteil der unbezahlten Arbeit zu Hause. Ohne sie und diese Arbeit wäre Wirtschaft gar nicht möglich. Sie tauchen dafür auf keiner Gehaltsliste auf und bekommen weder Anerkennung noch Dank. Dabei würde ohne sie einfach alles zusammenbrechen! Ohne diese sogenannte Care-Arbeit wäre Erwerbsarbeit gar nicht möglich. Es ist nicht privat, was wir da tun, sondern hochpolitisch. Mütter for presidents!

3. Enttäuscht von der Un-Gleichberechtigung

Frauen verdienen zehn Jahre nach der Geburt des ersten Kindes im Schnitt 61 % weniger als im Jahr vor der Geburt. Bei Männern lässt sich dieser Unterschied in der Studie »Child Penalties« nicht feststellen, die die Gehaltsveränderungen von Eltern in sechs europäischen Ländern untersuchte. Jetzt könnten die Männer natürlich hingehen und den Müttern ihrer Kinder den Ausgleich ausbezahlen. Das geschieht aber in den wenigsten Fällen, was dazu führt, dass Frauen öfter in die Armut rutschen und später kaum Rente haben. Dabei haben sie ihr Leben lang geschuftet. Kann das denn wahr sein? Es ist dringend Zeit, hier etwas maßgeblich zu verändern!

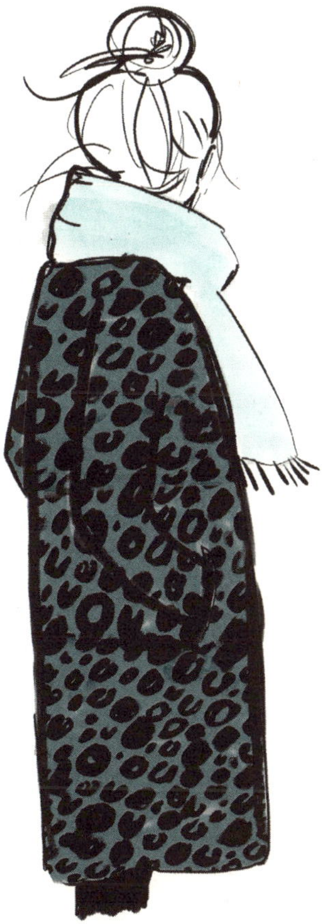

STEFANIE STAHL UND JULIA TOMUSCHAT

Warum handeln wir als Mütter, wie wir handeln?

Vier wichtige Denkanstöße von Psychologin und Bestsellerautorin Stefanie Stahl und Diplom-Psychologin Julia Tomuschat, die uns helfen, uns selbst und unser Handeln besser zu verstehen.

1. *Arrgh!* Wie wir richtig reagieren, wenn Kinder »unsere Knöpfchen drücken«

»Knöpfchen drücken« bedeutet zunächst einmal, dass mein Kind mich an einem wunden Punkt erwischt – ich zum Beispiel sehr wütend werde, weil meine fünfjährige Tochter einfach nicht macht, was ich ihr sage. Es ist wichtig, dass wir unsere eigenen wunden Punkte verstehen, sozusagen das »Schattenkind«, das verletzte innere Kind in uns selbst, erkennen. Dieses ist geprägt von den eigenen Kindheitserfahrungen.

Nur wenn ich mein Schattenkind im Blick habe, kann ich mich rechtzeitig ertappen, wenn es in mir wieder die Oberhand gewinnt. Dann stehen die Chancen gut, dass ich meine Gefühle regulieren kann, bevor ich Dinge sage oder tue, die eigentlich nicht okay sind.

Dadurch werden Freiräume geschaffen, die es uns ermöglichen, andere Entscheidungen zu treffen und unserem Kind sowohl Halt zu geben (Nestwärme) als auch Freiheit zu schenken (Flügel).

2. *Du klingst wie deine Mutter!* Wie wir uns von Verhaltensweisen der eigenen Eltern lösen

Fast jede Mutter und jeder Vater kennt das folgende Phänomen: Sie stehen in der Küche und brüllen die gleichen Sätze heraus wie damals die eigene Mutter oder der eigene Vater. Und obwohl sie das nie wollten, wiederholen sie alte Verhaltensmuster.

Mit unseren Kindern holt uns unsere eigene Kindheit wieder ein. Das passiert ganz unwillkürlich, besonders prägend sind unsere eigenen Erfahrungen mit Bindung und Autonomie.

Die Bindung steht für die Nestwärme und Fürsorge – die Autonomie für die Selbständigkeit und freie Entwicklung des Kindes. Je nachdem, wie ich als Elternteil in Bezug auf die Themen Bindung und Autonomie selbst aufgestellt bin, fällt es mir leichter oder schwerer, die Bedürfnisse meines Kindes nach Zuwendung und Freiheit zu erfüllen. Deswegen ist es wichtig, dass wir unsere eigenen Bindungs- und Autonomiebedürfnisse reflektieren.

Wenn wir unsere alten Verhaltensmuster durchschauen, können wir unsere Kinder freier und nach unseren eigenen Idealen erziehen. Dadurch bekommen wir, aber auch unsere Kinder, mehr Luft zu atmen.

3. *Ich glaub, ich explodiere!* Wie wir trotz Vielfachbelastung Leichtigkeit in die Erziehung bekommen

Wir sollten zunächst einmal überprüfen, was wir von uns selbst erwarten. Rund um die Elternschaft ranken sich nämlich viele Glaubenssätze, die die Selbstfürsorge verhindern, wie: »Eine gute Mutter ist rund um die Uhr für ihre Kinder da.«

Dabei kommen unsere Macken ganz besonders häufig dann hervor, wenn es uns nicht gut geht und wir zu wenig Luft für uns selbst haben. Deshalb ist es so wichtig, dass Eltern gut für sich sorgen.

Natürlich ist es nicht leicht, in einem turbulenten Familien- und Berufsalltag auch noch Auszeiten zu nehmen. Das ist klar. Dennoch müssen wir es versuchen, indem wir zum Beispiel kleine Nischen schaffen, wie fünf Minuten in Ruhe Zeitung lesen am Morgen oder ganz bewusst auf dem Balkon Sonne in sich aufnehmen. Daneben sollten aber auch mal längere Auszeiten drin sein. Die sollten – wenn möglich – ganz konkret eingeplant und dann auch wirklich umgesetzt werden!

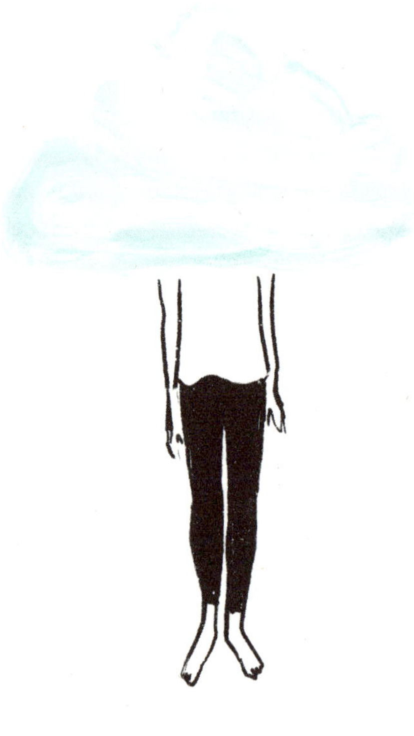

4. *Wir sind alle unterschiedlich!* Von autonomen und angepassten Eltern

Angepasste Eltern haben eine tiefe Sehnsucht nach Zugehörigkeit. Ihre innere Balance ist also zugunsten der Bindung aus dem Gleichgewicht geraten. Sie verbinden sich ganz eng mit ihrem Kind. Das hat viele schöne Seiten. Vor allem ganz kleine Kinder brauchen ja viel Nähe. Angepassten Eltern fällt es tendenziell aber schwer, ihr Kind als eigenständigen, von ihnen getrennten Menschen wahrzunehmen, was dazu führen kann, dass sie das Kind überbehüten und zu lange ans Nest binden.

Autonomen Eltern ist die eigene Freiheit wichtig. Sie können gut akzeptieren, dass ihr Kind einmal eigene Wege geht. Für autonome Eltern ist eher die betreuungsintensive Zeit zu Anfang der Eltern-Kind-Beziehung eine Herausforderung. Mit einem Baby gibt es ja oft wenig Freiräume. Und weil in dieser Zeit die innere Balance zugunsten der Autonomie aus dem Gleichgewicht ist, fühlen sich die autonomen Eltern in dieser Situation wie eingesperrt. Für autonome Eltern ist es deshalb besonders wichtig, dass sie immer mal wieder Auszeiten vom Familienalltag bekommen.

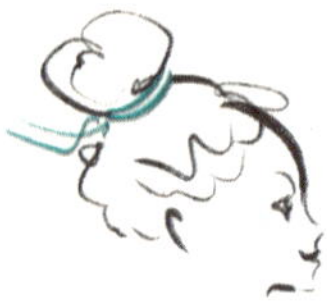

VON LISA

Ein Foto und seine Geschichte

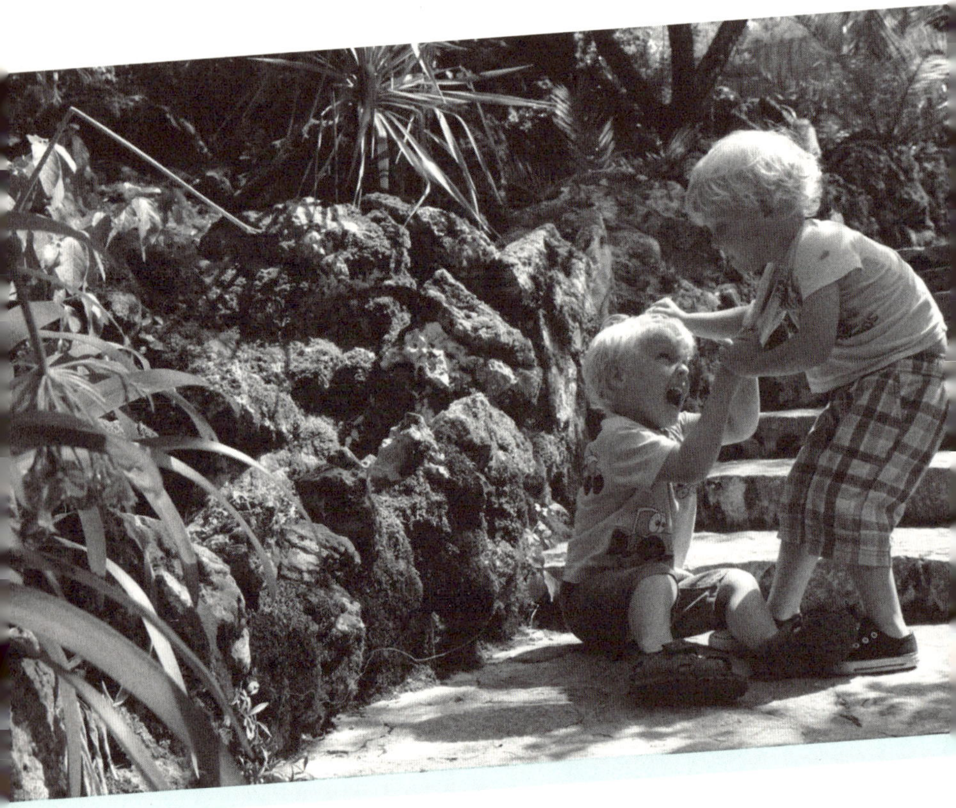

»Hach, Zwillinge, wie süß! Die spielen bestimmt immer nett zusammen. Die sind doch ein Herz und eine Seele. Tja, wie das so ist mit Pauschalisierungen, sie nerven. Und die lustigen Sprüche »Ha! Zwei zum Preis von einem« und Geschenke wie »Nimm Zwei«-Bonbons verebbten bald nach der Geburt. Genauso wie jedes Kind anders ist, sind auch alle Zwillinge anders (Was für eine Überraschung!). Wir mussten damit das Bild vieler enttäuschen. Etwa das der Menschen, die sagten: Ach, direkt alle in einem Abwasch, dann habt ihr es hinter euch. Was genau sollten wir da hinter uns bringen? Wie gern hätten wir jedem Einzelnen stundenlang beim Glucksen in die Augen gesehen, mussten dann aber schon wieder den anderen wickeln?

Die Zwillinge sind für uns wie eine große Sozialstudie. Wie sie damals in den Laden gingen und »Hallo ihr zwei« zu dem Mann hinter der Theke sagten, weil sie gar nicht wussten, dass man Menschen auch einzeln begrüßen kann. Wie sie sich trotz all des Kräftemessens und der Vergleiche untereinander – sie sind halt gleich groß und stark – dann doch vermissten, als einer ein Wochenende bei Oma war. Wie sich der eine mein Handy auslieh und nach der Schreiben-nach-Hören-Methode die Worte »Es Femesedes« für seinen Bruder ins Smartphone tippte. Ich vermisse dich. Wie sie als junge Schüler an der Grundschule auf dem Schulhof wie Promis behandelt wurden und sich Kindertrauben um sie bildeten ... *ihr seht ja voll gleich aus.* Und wie sie heute als Teenies im schlimmsten Streit voreinanderstehen und »Du bist hässlich« rufen, obwohl sie sich damit doch eigentlich selbst beleidigen.

Wow, sind wir an diesen Kindern gewachsen und verzweifelt, in Sackgassen gerannt und über Hügel gesprungen, sie haben uns Seiten an uns gezeigt, die wir selbst noch nicht kannten. Wie zwei Magnete, die sich mal abstoßen und mal anziehen. So viel Energie. So viel Krawall und so viel Liebe. Und so viel Dankbarkeit, weil sie der beste Kompromiss sind, der uns je beschert wurde. Ich wollte nämlich immer vier Kinder, der Mann eher so zwei. Wir haben uns nun mit drei Kindern also in der Mitte getroffen. Ganz ohne Diskussionen. Die Natur kann manchmal so was von cool sein. «

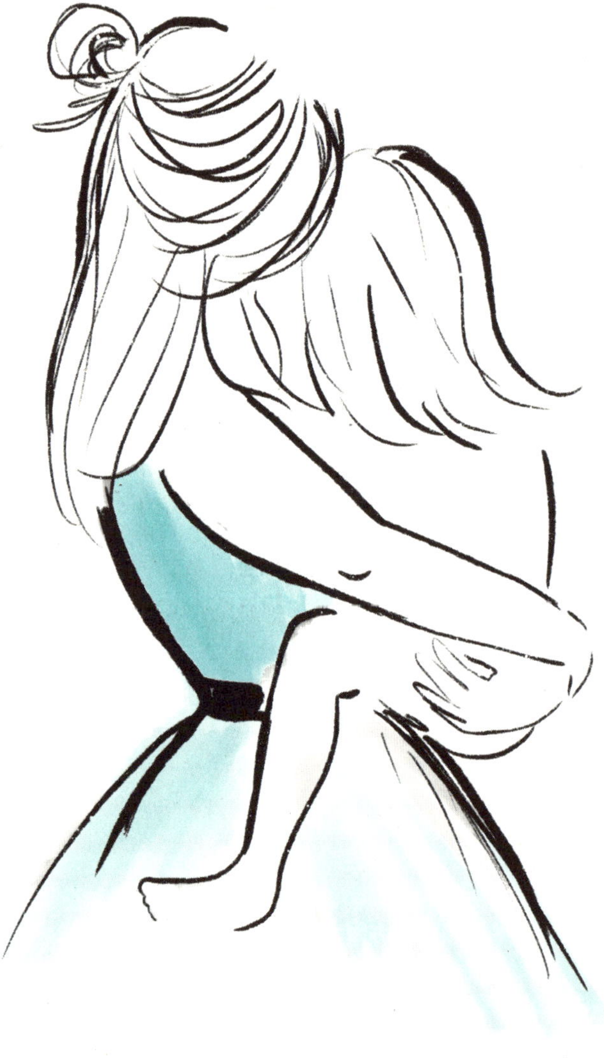

Wow, bin ich liebevoll

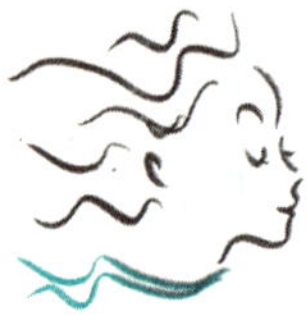

VON KATHARINA

Die große Liebe in den kleinen Momenten

Wenn aus Verliebtsein Liebe wird und aus Liebe Vertrautheit, dann kann etwas ganz Wunderbares entstehen. Unsere Kinder verbinden uns, zusammen sind wir Eltern geworden, das nimmt uns niemand mehr. Manchmal verlieren wir über diesem Wunder die Liebe zueinander aus dem Blick, denn so ein Leben mit Kindern ist eben nicht zu jeder Tages- und Nachtzeit die pure Erotik ;-) (Falls das bei euch doch der Fall ist, braucht ihr ab hier nicht mehr weiterzulesen …) Wie schaffen wir es, die Beziehung als Paar trotz vollgepacktem Alltag lebendig zu halten?

Es gibt einen Tagebucheintrag von 1997. Mein Mann hatte damals noch Dreadlocks und ständig ein Skateboard unter dem Arm – und ich, drei Jahre jünger und damit gänzlich uninteressant, schmachtete ihn aus der Ferne an. »Er ist wirklich der süßeste Junge der ganzen Stadt«, steht da in meinem Tagebuch mit vielen Herzen verziert.

Ich fand ihn auch deshalb so toll, weil er »voll süße Grübchen hat und auch total klug ist«. Aber, da war ich mir ganz sicher, dieser coole Typ würde niemals was von mir wollen, und wenn doch, dann wäre ich das glücklichste Mädchen der ganzen Welt. Seiten voller Weltschmerz, Liebeskummer und Unsicherheiten einer 15-Jährigen …

Durch irre viele Zufälle – oder wollen wir es Schicksal nennen? – und eine Party, auf der wir uns viele Jahre später wiedersahen, wurde aus dem süßesten Jungen der Stadt erst mein Freund, dann mein Mann.

Wir waren so verknallt ineinander, dass wir nichts und niemanden sonst auf der Welt brauchten. Jeden Abend telefonierten wir stundenlang, nichts konnte uns trennen. Leg du auf. Nein du. Nee, du musst auflegen. Ich kann aber nicht. Du musst auflegen.

Wir zogen zusammen, waren sogenannte DINKs: »Double income, no kids«. Viel Arbeit, ausgiebige Urlaube, ausgehen und ausschlafen, wann immer uns danach war. War großartig, ohne Frage. Komplett frei sein, spontan, flexibel, nur wir zwei.

»DAS BESTE, WAS MÜTTER UND VÄTER FÜR IHRE KINDER TUN KÖNNEN, IST, GUT AUF IHRE BEZIEHUNG AUFZUPASSEN.«
JESPER JUUL

Noch ein paar Jahre später wurde aus meiner Jugendliebe der Vater meiner Kinder. Plötzlich waren wir Eltern. Menschen, die nachts vollgespuckte Betten abziehen müssen. Die einander ums Ausschlafen beneiden. Die sich kopfschüttelnd über den Tisch ansehen, weil schon wieder ein Kind ein Glas umgeschmissen hat. Die sich fragen: »Was zur Hölle machen wir hier eigentlich?« Eltern, die Zahnarzt-Termine koordinieren, Brotboxen vorbereiten, 60 Finger- und Fußnägel schneiden müssen. Die sich SMS mit »Bring noch Salat mit!« schreiben. Die zu müde sind für Quality Time miteinander, die Tage manchmal einfach nur überstehen wollen und am Wochenende die Kita herbeisehnen.

Es gab Zeiten, die schwierig waren. In denen wir eine andere Sprache sprachen und uns einfach nicht verstanden, in denen wir einander wütend machten und auch mal getrennt voneinander einschliefen. Manchmal hatten wir fast das Gefühl, dieses Familien-Ding hätte uns als Paar einfach verschluckt.

Um uns herum trennten sich die Ersten, es wurde gestritten, wer wann die Kinder sehen darf. Menschen, die sich einst liebten, bezahlten nun teure Anwälte, um den anderen durch den Kakao zu ziehen. »Das darf uns nie, niemals passieren«, sagte ich dann immer zu meinem Mann. Ich bin selbst ein Scheidungskind – die meisten von uns haben diesen unbedingten Willen, die Fehler der eigenen Eltern nicht zu wiederholen. Nur ist es ganz häufig so, dass es gar nicht der eine große Fehler ist, der eine Ehe scheitern lässt. Es sind die vielen kleinen Unachtsamkeiten, die ausbleibenden Küsse, die fehlende Zeit. Man sagt zu wenig »Ich liebe dich« und zu oft »Ich hab' die Kinder aber schon gestern ins Bett gebracht«.

WENN DEIN MANN DICH SCHLAFEN LÄSST UND SICH UMS KIND KÜMMERT, IST DAS DAS EINE. WENN ER DABEI AUCH NOCH DIE SCHLAFZIMMERTÜR ZUMACHT, IST ES LIEBE.

Wir haben diese anstrengenden Jahre, in denen immer ein Kind mit im Bett liegt, in denen die Nerven dünn und die To-do-Listen voll sind, überstanden. Gemeinsam. Wir sind diesen Weg nicht immer nebeneinander gelaufen. Manchmal musste der eine vorgehen und dem anderen die Hand reichen, um ihn nachzuziehen. Wir waren nicht immer gleich stark – aber ist das wirklich das Ziel in einer Beziehung? Oder geht es nicht viel mehr darum, füreinander da zu sein und – ganz wichtig – den anderen mit all seinen Stärken und Schwächen anzunehmen?

Die letzten Jahre waren eine aufregende Reise. Die ersten Schritte unserer Kinder, die wir bestaunt haben, Jobwechsel,

Umzüge, ein Hauskauf, Steuernachzahlungen, Urlaube, Einschulungen, Krankheiten, unsere ersten grauen Haare. Wir sind nicht mehr die Gleichen, die wir mit Anfang 20 waren, als wir nach der Party bis ins Morgengrauen rumknutschten. Die Gefühle sind nicht mehr dieselben.

Das Herzflattern der Anfangszeit ist einer tiefen Sicherheit gewichen. Wir können uns aufeinander verlassen. Wir sind die Basis. Und die ist stabil. Nach – und vielleicht auch gerade wegen – all der gemeinsamen Jahre.

»Wir haben das Heftigste hinter uns«, sagte ich neulich an einem Sonntagmorgen zu ihm. Die Kinder spielten friedlich in ihren Zimmern, und wir konnten einfach noch liegen bleiben. Wir können abends wieder ausgehen, ohne dass wir minütlich checken, ob der Babysitter angerufen hat. Und neulich waren alle drei Kinder verabredet, wir saßen seit Jahren wieder mal zu zweit beim Mittagessen und grinsten uns über den Tisch an, weil wir wussten, was der Nachtisch ist.

Und nein, ich möchte mich doch noch korrigieren, es gibt auch immer noch das Herzflattern des Anfangs: Ich lag abends nach einem anstrengenden Tag auf dem Sofa, jammerte meinen Mann aus dem Off voll, dass ich irgendwie nichts gebacken bekomme, zugenommen hätte und ich mich gerade einfach selbst scheiße finde. Und dann hörte ich das Lied. »Es ist leicht, nicht zu wissen, was man will. Es ist leicht, sich beschissen zu fühlen. Es ist leicht in Berlin, das Fahrrad geklaut zu kriegen. Doch nichts ist so leicht, wie dich zu lieben«, sang da ein junger Berliner Künstler. Mein Mann lehnte im Türrahmen. Und ich sah ihn: den süßesten Jungen der Stadt. Mit den süßen Grübchen und den klugen Augen. Und da heulte ich. Weil ich mir mit 15 niemals erträumt hätte, wie viel Glück ich in meinem Leben haben würde.

BITTE MERKEN!

In stabil-zufriedenen Beziehungen muss das Verhältnis von positivem zu negativem Verhalten mindestens 5:1 betragen. Sprich: Wer einmal motzt, muss dies durch fünf (!) Nettigkeiten kompensieren!

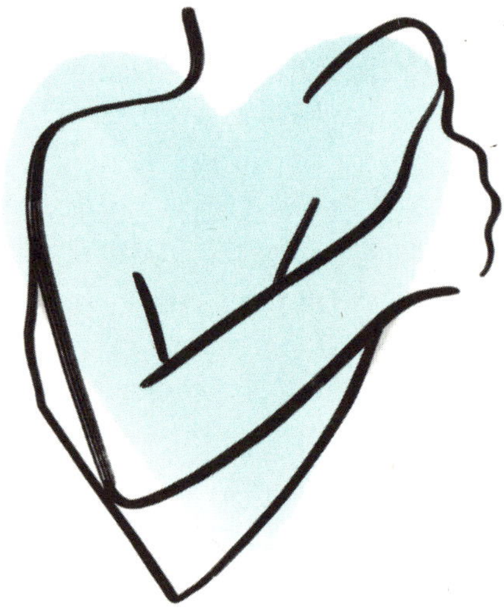

Checkliste für gefährliche und gute Sätze

GEFÄHRLICH	SICHERER	AM SICHERSTEN	ULTRASICHER
Was gibt's zum Abend-essen?	Soll ich Essen bestellen?	Setz dich, ich koch schnell was.	Hier, ein Glas Wein. Ich regele den Rest.
Warst du wieder shoppen?	Oh, du hast was Neues an!	Wow, das steht dir aber gut ...	Hier, ein Glas Wein. Ich regele den Rest.
Boah, wieso siehst du so fertig aus?	Oh je, war's hart heut?	Was du leistest ist echt 'ne Wucht!	Hier, ein Glas Wein. Ich regele den Rest.
Warum reagierst du denn so über?	Sag, wenn du Hilfe brauchst	Soll ich dich mal drücken?	Hier, ein Glas Wein. Ich regele den Rest.
Was hast du denn den ganzen Tag gemacht?	Du scheinst es heut nicht leicht gehabt zu haben.	Morgen hast du frei und ich überneh-me hier.	Hier, ein Glas Wein. Ich regele den Rest.

CHRISTOPHER END

Sprich mit mir!

Bei manchen ist es die Zahnpastatube, die nie zu ist. Bei anderen die Tatsache, dass sich immer nur ein Elternteil um Geburtstagsgeschenke kümmert – in jeder Beziehung gibt es Themen, die wütend oder sauer machen. Durch die heftigen Gefühle merken wir, dass unsere Grenze überschritten wurde und dass es Zeit ist, offen miteinander zu sprechen. Damit unsere Kritik unser Gegenüber nicht »erschlägt«, sollten wir auf Verallgemeinerungen, Vorwürfe, Beschwerden und Schuldzuweisungen und Reizwörter wie »nie«, »immer«, »müssen« und »sollen« verzichten, rät Elterncoach Christopher End. Hier gibt er Tipps, wie wir belastende Situationen konstruktiv lösen können.

Beispiel 1:

»Du musstest ja nie zurückstecken! Du darfst in aller Ruhe ins Büro, während ich zwischen Kids, Halbtagsjob und Familien-Organisation am Rad drehe.«

Was kommt bei der anderen Person an?
Ein Vorwurf: Du schaust nur auf dich und lässt mich alleine. Du machst etwas falsch – oder sogar: Du *bist* falsch.

Worum geht es eigentlich?
Vermutlich geht es um Unterstützung, Entlastung und eine gerechtere Verteilung von Care-Arbeit und Mental Load. Zudem darum, dass das berufliche Engagement der beiden nicht den gleichen Stellenwert hat – und dass sich der andere Elternteil

in all dem nicht gesehen fühlt. Also geht es am Ende um Anerkennung und Wertschätzung, Gerechtigkeit.

Wie könnte ich es besser formulieren?
Die Kombi aus Kindern, Halbtagsjob und Familienorganisation ist mir zu viel. Es fühlt sich an wie nichts Halbes und nichts Ganzes. Ich habe das Gefühl, beruflich zurückstecken zu müssen. Ich wünsche mir mehr Ruhe und Zeit für mich – und ich möchte, dass wir das gemeinsam ändern.

Beispiel 2:

»Wenn du am Wochenende wegfährst, fährst du einfach. Ich muss vorher gefühlt 1000 Listen schreiben, damit hier nicht alles zusammenbricht.«

Was kommt bei der anderen Person an?
Wieder ein Vorwurf: Du denkst nur an dich. Du hast keinen Plan, was in der Familie läuft. Du siehst mich nicht.

Worum geht es eigentlich?
Entlastung vom Mental Load, das heißt konkret, dass der andere Elternteil planerische Verantwortung übernimmt und sich vielleicht überhaupt mehr für das Familienleben interessiert.

Wie könnte ich es besser formulieren?
Für dieses Wochenende habe ich das Geburtstagsgeschenk gekauft, die Mitfahrgelegenheit zum Fußball organisiert und das mit der Übernachtung geregelt – aber eigentlich war das mein freies Wochenende. Mich ärgert das. Ich brauche da Entlastung. Ich wünsche mir, dass du mir in Zukunft an freien Wochenenden den Rücken freihältst. Und ich wünsche mir,

dass wir uns überhaupt die Familienarbeit und -organisation mehr teilen.

Beispiel 3:

»Immer lässt du deine dreckigen Socken überall liegen.«

Was kommt bei der anderen Person an?
Vorwurf und Nörgeln. Herabsetzen.

Worum geht es eigentlich?
Es geht wahrscheinlich um die Unordnung und darum, dass ein Elternteil sie allein beseitigen muss. Ärgerlich ist dabei auch, dass hier der Eindruck entsteht, dass das überhaupt nicht gesehen wird. Der Wunsch lautet also, dass nicht eine(r) allein die Verantwortung für die Ordnung übernehmen muss.

Wie könnte ich es besser formulieren?
Deine dreckigen Socken liegen da auf dem Boden. Ich bin echt wütend. Mir ist Ordnung so wichtig. Wenn ich deine Socken jetzt wegräume, werde ich noch wütender, weil ich das Gefühl bekomme, die Reinigungskraft zu sein. Ich wünsche mir, dass du deine Socken aufhebst und in den Wäschekorb wirfst – jetzt und in Zukunft.

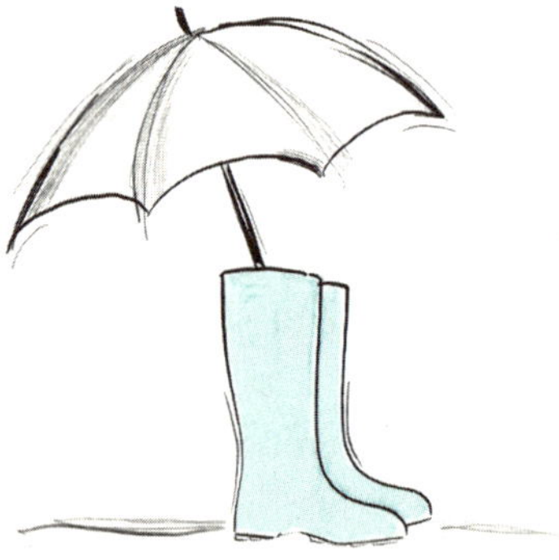

SONJA LEHNERT

»Ich wusste ja nicht, wie gut es mir nach der Trennung gehen würde«

Sonja Lehnert hat zwei Kinder im Grundschulalter und ist seit einigen Monaten alleinerziehend. Wie viel Freiheit ihr das schenkt und was sie auch Müttern in Beziehungen rät, um nicht wie der Frosch im Topf zu enden.

Liebe Sonja, nach der Trennung fühltest du dich, als habe man dir eine schwere Decke vom Körper genommen, es war eine Befreiung …

Oh ja, ich bin so zufrieden und glücklich und selbstbestimmt. Es war die absolut richtige Entscheidung, obwohl ich lange mit mir gerungen habe.

Warum?

Wir waren gefühlt unser halbes Leben zusammen, das aufzulösen erschien mir schwierig. Ich fragte mich auch: Darf ich das? Zerstört es den Kindern die Kindheit? Zumal unsere Werte und Einstellungen immer noch passten.

Was passte denn nicht?

Wir hatten kaum noch Gemeinsames. Wir stritten jeden Tag über Kleinigkeiten. Ich hab mich erst nach und nach getraut, mich zu fragen, wie es *mir* eigentlich geht? Lange hab ich aus Rücksicht meine eigenen Bedürfnisse hinten angestellt, gedacht, er ist doch nett, jetzt stell dich nicht so an. Zu merken, wie schlecht es mir *wirklich* geht, da hinzuschauen, das ist nicht leicht. Ich führe da gern das Bild des Frosches an.

Des Frosches?

Ja. Wirfst du einen lebenden Frosch in knallheißes Wasser, springt er sofort wieder raus. Erwärmst du das Wasser aber nur langsam und allmählich, stirbt er irgendwann darin.

Du meinst, wenn es von Anfang an nicht passt, geht man die Beziehung nicht ein, wenn sich allmählich Unstimmigkeiten ergeben, ist es schwerer, den Absprung zu schaffen?

Ganz genau. Aber ich hatte nur noch wenig Antrieb, hab kaum noch gelacht und kam zu dem Schluss: Ich *darf* das auflösen, vielleicht muss ich das sogar. Die Kinder haben ja auch etwas davon, wenn ihre Mutter wieder für *sich* sorgt und dadurch kraftvoller, selbstbewusster und fröhlicher wird. Ich wusste ja in dieser Zeit des Überlegens noch nicht, *wie* gut es mir nach der Trennung gehen würde.

Erzähl.

Von mir ist eine große Last gefallen. Auf einmal hatte ich mein Leben zurück, für mich, für die Kids. Mein Leben, meine Arbeit, meine Entscheidungen, ich bin auch echt stolz, dass ich das alles hinbekomme. Ich muss aber sagen, dass wir eine gute Trennung hatten, ohne Nachtreten, sonst hätte ich es vielleicht als belastender empfunden.

Was hat sich verbessert für dich?

Ich muss meine eigenen Gefühle nicht runterschlucken, mich verstellen und verständnisvoll tun. Wir hatten ja keine erfüllende Zeit mehr zusammen, wir lebten auch am Wochenende total nebeneinanderher, das hat mich irgendwie gelähmt. Ich blühe auf durch die neue Freiheit. Ich habe durch das freie Wochenende alle zwei Wochen auch viel mehr Zeit für mich.

Und diese Auszeiten hattest du innerhalb der Beziehung nicht?

Ich habe sie mir nicht genommen. Ich empfehle das aber jeder Frau, auch und besonders in Beziehungen. Warum nicht alle zwei Wochen einen Tag familienfrei nehmen? Es ist so wichtig, ab und zu mal zu tun und zu lassen, was uns selbst guttut. Ganz ohne schlechtes Gewissen. Unabhängig, eigenständig. Raus aus dem Versorgermodus. Es befreit, macht leichter und happy. Und darum sollte es doch gehen!

Lösungen
~~Wunschliste~~

Nimm Dir ZEIT

Übe GEDULD

Gib dir selbst KRAFT

LIEBE dich selbst

@ Moni von D2D

HEIKE NIEMEIER

Take it as you like it!

Wenn die Kinder größer werden, tun sich wieder Lücken auf. Wir hinterfragen vieles. Wollen wir diesen Job noch, sollte ich nicht mal wieder Sport treiben, bin ich noch glücklich in meiner Beziehung? Es ist eine Umbruchphase. Es sind *Wechsel*jahre, im wahrsten Sinne des Wortes, weiß Sexberaterin Heike Niemeier aus Berlin.

Frau Niemeier, im Alltag mit Kindern rückt in vielen Beziehungen die Sexualität zeitweise in den Hintergrund. Wie können wir uns wieder näherkommen?

Zunächst einmal sollten wir Sexualität nicht gleichsetzen mit Geschlechtsverkehr. Sex beginnt viel früher und findet mit allen fünf Sinnen statt. Also warum diese nicht nutzen? Auch ein langjähriges Paar kann sich verabreden! Zum gemeinsamen Spaziergang, Hand in Hand, zum Einschäumen unter der Dusche, zum Vorlesen erotischer Literatur, was auch immer gut gefällt. Das kann auch mal ein Themenabend sein (»Heute reden wir mal über XX«) oder Wunschtage: Morgen wünsche ich mir was, übermorgen du. Ganz wichtig ist es, sich dabei den Humor zu bewahren. Es gibt nichts Verbindenderes, als über einen brummenden Dildo, den man vielleicht gemeinsam ausgesucht und gekauft hat, zu lachen. Und anschließend kann man ihn ja auch noch ausprobieren!

Da Eltern oft unter Zeitmangel leiden, gilt es, die gemeinsamen Lücken im Alltag zu entdecken. Liebe lässt sich auch wunderbar im Alltag unterbringen:

- Mit einem Kuss zwischendurch.

- Durch das Mitgeben eines Briefchens zur Arbeit, das auch sexy Phantasien beinhalten kann.

- Mit Komplimenten: »Nichts ist süßer als dein Lächeln«.

- Aufmerksam bleiben! Beim letzten Shopping etwas kleines Schönes gesehen? Am nächsten Tag liegt es vor dir.

- Berühren, zum Beispiel abends: Darf ich dir noch etwas den Rücken streicheln?

- Anerkennung, Wertschätzung: Ich sehe, was du tust, und finde das großartig.

- Durch Überraschungsmomente. Nachts mal gegenseitig wecken und übereinander herfallen zum Beispiel. Oder morgens im Halbschlaf.

Falls länger Flaute war: Wie beginnt man wieder mit dem Sex?

Eigentlich ist es ganz einfach, aber nur eigentlich! Wenn man lange nicht mehr richtig zueinander gefunden hat, braucht es Mut und Muße, um zu sagen: *Ich hätte gerne mal wieder Sex mit dir.* Vielleicht gibt es da auch ganz neue Wünsche, jetzt, da wieder Lücken im Alltag entstehen? Das will natürlich behutsam formuliert sein, um das Gegenüber nicht zu irritieren. Und dann müssen Paare in sich hineinhorchen. Was empfinde ich dabei? Fühle ich mich wohl mit dem Gedanken daran? Welche Ängste tauchen auf? Das sollte alles ausgesprochen und verhandelt werden. Ist es nicht möglich zu sprechen, dann rate ich immer, es aufzuschreiben: Ein kleiner Wunschzettel kann Wunder wirken und ins Gespräch führen.

Wenn einer oder eine mehr will als der oder die andere:

- Was gefällt nicht mehr und verhindert die Lust?
- Wie können wir Stress reduzieren?
- Neugierig sein: Liegt die Unlust vielleicht im einfachen Rein-Raus begründet?
- Kinderspielsachen aus dem Blickfeld entfernen.
- Andere Räume entdecken, wenn Kinder noch im Elternzimmer schlafen.
- Empfänger-Dates: Heute empfängst du nur, das nächste Mal ich.
- Sich vom Orgasmus-Wahn befreien, einfach fühlen, fummeln, küssen und genießen.
- Freimachen von makellosem Performancesex: selbst definieren, was glücklich macht.
- Nicht überrumpeln mit Neuem: »Schatz, wie wär's, ich würd gern in den Swingerklub, hast du heut Abend Zeit?« kommt nie gut. Unbedingt Zeit lassen, besprechen, reinfühlen und Regeln verhandeln. Dies sollte für alle neuen Bereiche, die Paare betreten, gelten.

| Und wenn das alles nicht funktioniert?

Dann stellt sich die Frage, ist das noch die Beziehung, die ich möchte? Und auch hier gilt es ehrlich zu sein, in sich zu gehen, zu fühlen und zu sprechen.

Fragen, die sich Paare im Zweifel stellen können:

- Sind wir noch ein Liebespaar oder nur noch WG-Mitbewohner?
- Ist das noch mehr als Routine zwischen uns?
- Tut mir/dir/uns das Zusammensein noch gut?
- Fühlen wir uns noch wohl?
- Gibt es noch Vertrauen, Ehrlichkeit, Genuss, Neugierde, Lachen?
- Können wir noch gut miteinander reden?
- Wollen wir die Beziehung öffnen?
- Kann ich äußern, wann und was ich will, oder nicht?

Und wenn hier zu zweit keine gemeinsame Perspektive gefunden wird, kann eine Paarberatung unterstützen, die Perspektivlosigkeiten in Richtungswechsel zu drehen. Und wenn das nicht gelingt, dann ist es vielleicht an der Zeit, neue Wege zu gehen, allein oder auch gemeinsam.

WICHTIG!

Kein Partner kann all deine Bedürfnisse erfüllen.

GEMEINSAME ERINNERUNGEN WIEDERBELEBEN

Wenn du ganz spontan überlegst: Welcher schönste Moment mit deinem Partner kommt dir als Erstes in den Sinn? Lisa hat direkt mal nachgefragt bei ihrem Mann, und er hatte sofort eine Szene im Kopf. Nämlich die, als sie im deutschen WM-Sommer 2006 beim Public Viewing vor dem Berliner Reichstag im Publikum standen, Deutschland gegen Schweden gewann und sie nur wenige Tage vor der Entbindung ihres ersten Kindes standen. »Ich glaub, ich habe noch nie so viel Glück auf einmal empfunden«, sagt er. Ist das nicht schön? Sich gemeinsam an Zurückliegendes zu erinnern und auf Bevorstehendes zu freuen? Es kostet nicht viel Zeit, bringt aber viele, vielleicht längst vergessene Emotionen hoch.

HENRIKE VOIGT

Weil die Liebe auch mal Umwege nimmt …

Guck mal, Schatz,

was mir in die Hände gefallen ist: ein Foto von unserer Hochzeit, unser Ältester steht strahlend vor uns. Verrückt, wie jung wir aussehen, und wie glücklich.

Ich erinnere mich genau an diese Zeit damals, an diesen Tag. Nichts war so lächelnd leicht und glücklich, wie es hier aussieht, auch wir nicht. Sieben Jahre waren wir damals ein Paar, fünf Jahre davon Eltern, und mein Leben fühlte sich wie eine arbeitsreiche Prüfung an, ein Konglomerat aus Verbindlichkeiten, Verantwortung und Verpflichtungen. Ich vermisste schmerzlich mein freies Leben, in dem meine eigenen Bedürfnisse an erster Stelle standen. Jetzt war ich nur noch die »Arbeitnehmerin von …«, »die Mutter von …« und »die Ehefrau von …«. Alles dies wollte ich sein, aber ich wollte, dass es sich anders anfühlt.

Wir waren zwei Jahre ein Paar, bevor wir Eltern wurden. Wir hatten einander erwählt, wir bewunderten und liebten den jeweils anderen, wir verstanden und ergänzten uns. Dann kam unser Sohn, und wir mussten einander neu kennenlernen. Wir hatten keine Vorstellung, was Elternschaft mit uns machen würde, wir hatten nur jede Menge Phantasien, wie das werden würde.

Eingetroffen ist die Realität. Wir mussten feststellen, dass wir beide auf den ersten Blick vollkommen konträre Ansichten hatten, wie wir mit unserem Kind und den verschiedenen Situationen umgehen wollten. Wir diskutierten und stritten und rieben uns an gefühlt jeder Kleinigkeit auf! Ich dachte damals, das ist eben so, das gehört dazu. Aber unsere »Beziehung« transformierte sich in diesen frühen Elternjahren von einer Liebesbeziehung mit Sonntagen-im-Bett-mit-Frühstück-und-Küssen zu einer nicht enden wollenden Challenge. Dazu kam, dass das Wunschkind, das Produkt unserer Liebe, sich überhaupt nicht so entwickelte wie planmäßig vorgesehen. Der Begriff »Asperger-Syndrom« war uns gänzlich unbekannt, ebenso wie das unverhältnismäßige Verhalten unseres Sohnes. Das stand in keinem der schlauen Bücher, die ich ständig las. Ich wollte doch alles perfekt machen!

Unser Leben war anstrengend, und wir kämpften nicht nur miteinander an diversen Fronten, sondern oft auch gegeneinander, im verzweifelten Bemühen, die eigenen Ansichten und Vorgehensweisen als allgemeingültig zu etablieren.

Sechs Wochen nach unserer Hochzeit, sechs Wochen, nachdem dieses Foto entstanden ist, habe ich dich verlassen.

Ich habe oft darüber nachgedacht, ob das wohl der größte Fehler meines Lebens war oder vielleicht die einzige Möglichkeit, dass wir uns – mit Abstand und in den Rollen, die wir dann ja nun bereits als Mutter und Vater eingenommen hatten – einander als Liebespaar wieder nähern konnten.

Drei Jahre haben wir getrennt gelebt, getrennt geliebt und uns dennoch niemals aus den Augen verloren. Wir haben viel geredet, ent-emotionalisiert, und festgestellt, dass Liebe viele Gesichter hat. Dass es nicht »den einen« Weg gibt, um Kindern auf ihrem Weg in die Welt zu helfen. Dass es Kopf und Herz braucht, und manchmal ist die Verteilung eben so, dass der eine Elternteil Kopf – und der andere Herz ist. Und dass beides wichtig und gebraucht ist. Und dass es kein Konzept geben kann, wie man dieses gemeinsame Abenteuer besteht. Sondern dass die Kunst darin besteht, sich respektvoll und offen nicht nur dem Kind, sondern auch dem andersdenkenden Partner zuzuwenden.

Fünfzehn Jahre, nachdem dieses Hochzeitsfoto entstanden ist, sind wir nun hier und halten einander an den Händen, noch immer, wieder. Unsere Söhne sind zwanzig und sechs Jahre alt, und das Leben fühlt sich leicht an, endlich. Wir streiten nicht mehr, wir haben schon über alles gestritten. Und ich weiß, jeder von uns schafft es auch allein, aber wir wollen es gar nicht allein schaffen! Wir haben uns ein zweites Mal füreinander entschieden.

Ich bin so froh über uns, über die letzten zweiundzwanzig Jahre und ja, auch über die drei Trennungsjahre! Wir haben in diesem Jahr unseren fünfzehnten Hochzeitstag, und weißt du was? Wir machen dort noch mal ein Foto, dort oben auf der Burg. Und diesmal werde ich lauthals vor lauter Freude über uns lachen, und jeder Mensch wird sehen können, diese fröhliche ältere Dame dort, die ist von ganzem Herzen glücklich!

Deine Rike

VON KATHARINA

Ein Foto und seine Geschichte

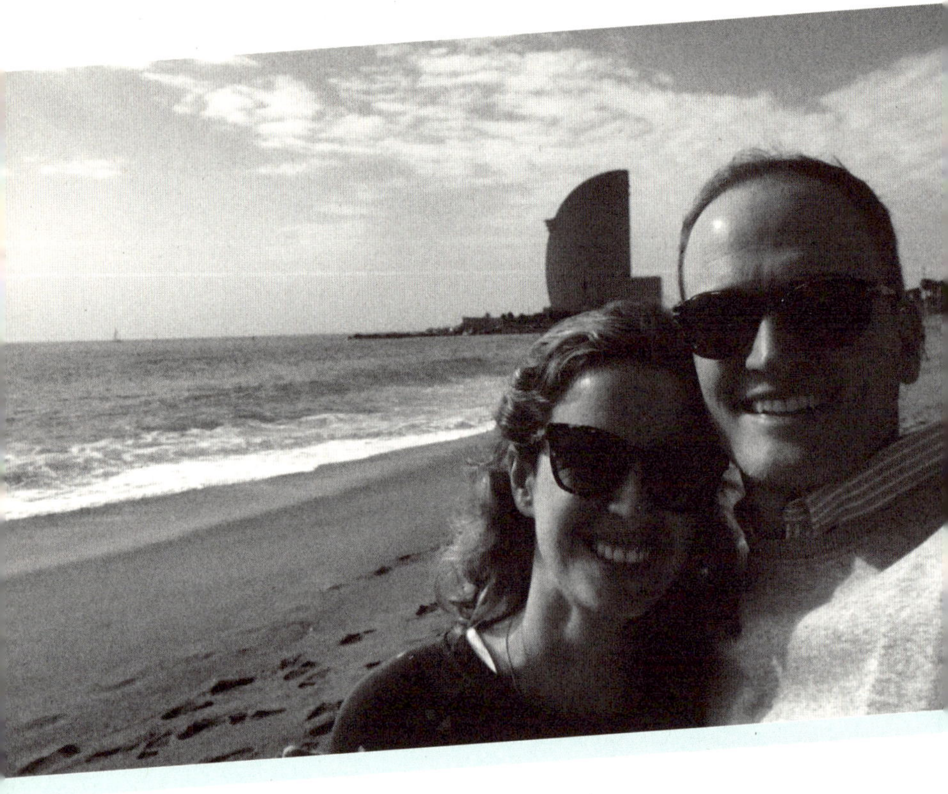

»Wenn wir als Familie Urlaub buchen, geht es darum, ob es einen Pool gibt, ob das Apartment Kinder verkraftet und ob es in der Nähe eine gute Pizzeria oder Eisdiele gibt.

Das ist total in Ordnung, wir haben nun mal drei kleine Kinder. Keins davon ist Boutique-Hotel-tauglich, keins davon schlendert gerne durch Galerien, keins hält ein Vier-Gänge-Abend-Menü durch.

Genau deshalb fahren mein Mann und ich einmal im Jahr alleine, ohne Kinder, weg. Das muss gar nicht weit weg sein, Hauptsache raus. Ein paar Tage machen wir nur das, was wir wollen und was mit Kids im Schlepptau nicht möglich wäre: kreuz und quer durch eine Stadt laufen, spontan in ein Museum gehen oder Shoppen ohne Nölen. Wir frühstücken in Ruhe und können Sätze und Gedanken bis zu Ende führen. Wir gehen in Restaurants, die garantiert keine Pommes und Salamipizza auf der Karte haben. Wir halten uns an den Händen, knutschen an Ampeln und verbringen eine besonders schöne Mittagspause im Hotel.

Wir haben mit diesen Kurztrips begonnen, als unsere Älteste zehn Monate alt war. Meine Mutter passte damals auf sie auf, und ich habe die ganze Fahrt zum Flughafen geheult. Vor schlechtem Gewissen – denn ich musste mir von einigen Seiten massive Kritik dazu anhören, wie man denn ein so kleines Baby »alleine« lassen kann. Auch heute höre ich noch oft ein »Ach krass, dass ihr das macht. Ich könnte das ja nicht«, wenn wir von unseren Kurztrips zu zweit erzählen.

Ja, auch für uns ist es jedes Jahr eine Überwindung, aber sie lohnt sich. Denn ohne streitende Kinder, umfallende Gläser und mit genügend Schlaf ändert sich sofort wieder der Blick auf den Partner. Ha, da ist er ja plötzlich wieder, der Typ, in den man sich vor vielen Jahren mit Haut und Haar verliebt hat. Das Kribbeln kommt zurück, die Schmetterlinge, das Dauer-Grinsen. Dieses Gefühl speichere ich ganz tief und hole es hervor, wenn der Alltag uns mit streitenden Kindern und umfallenden Gläsern als Eltern wieder ganz besonders fordert. «

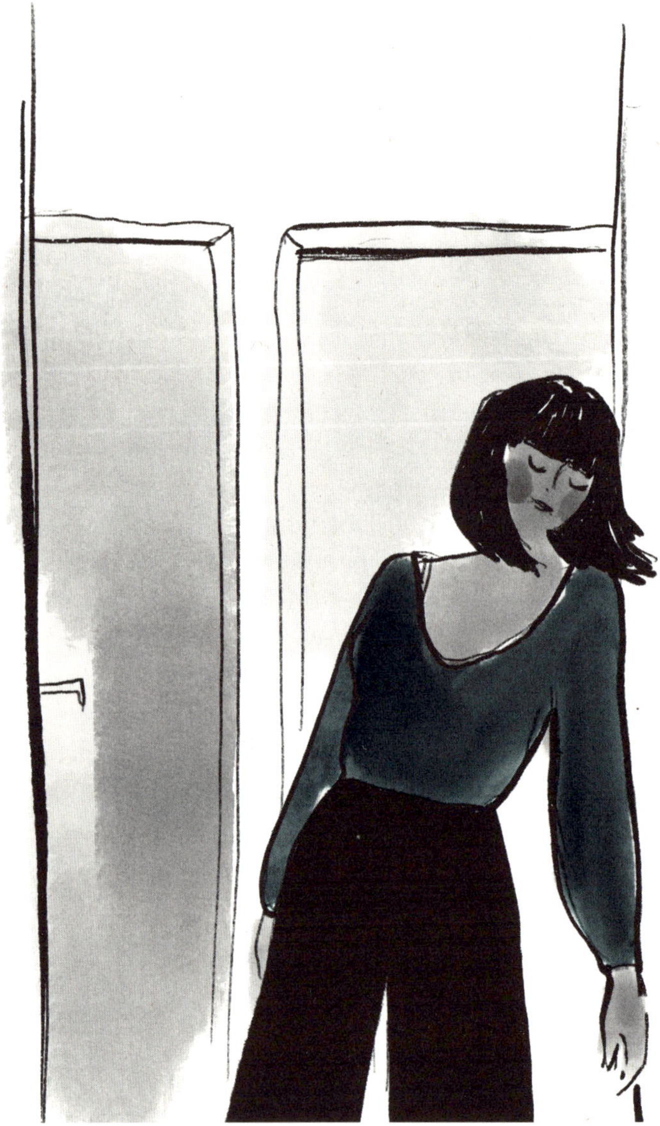

Wow, bin ich zerrissen

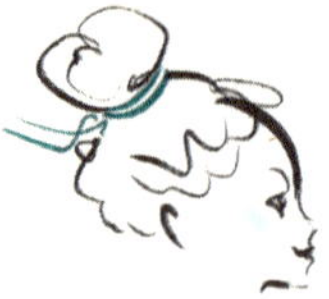

VON LISA

Vom unmöglichen Versuch, auf allen Hochzeiten zu tanzen

Ich will alles – und zwar sofort! Kennt ihr diesen Spruch noch aus eurer Kindheit? Nun, da wir selbst Mütter sind, ist dieses Alles-haben-Wollen noch immer da, aber natürlich nach wie vor ein Ding der Unmöglichkeit. Wir müssen Prioritäten setzen und Entscheidungen treffen – jeden Tag aufs Neue. Und das ist gar nicht so leicht. Denn wer sagt uns, was jetzt am wichtigsten ist? Und wie können wir es schaffen, dass trotzdem alle auf ihre Kosten kommen?

Auf gar keinen Fall kann ich das. Nein, ich werde ihn nie hergeben, ich kann das nicht. Wir haben sooo viel Zeit miteinander verbracht. Mein Kinderwagen. Was hat er mir treue Dienste erwiesen mit drei Kindern, die innerhalb von nur zwei Jahren in mein Leben platzten. Der Wagen immer voller Kinder und Sandspielzeug und Einkäufen und Kiddyboard. Kann das denn wahr sein, dass die Kleinen jetzt so groß sind, dass ich ihn nicht mehr brauche? Hatte ich nicht gerade noch Babys?

Es hat bestimmt ein Jahr gedauert, bis ich den Wagen hergeben konnte – und dann auch wirklich nur in die Hände einer alten Klassenkameradin, die ebenfalls recht schnell hintereinander drei Kinder bekommen hatte. Denn ja, wir wünschen uns so sehr, dass sie größer werden, wenn sie noch winzig und hilflos sind, aber wenn sie dann größer werden, denken wir wehmütig zurück. Bitte, waaah, bleib bitte für immer so klein und niedlich!

Und jetzt geht es also raus aus der Babyspeck-Phase und rein ins Leben. Die Kinder wollen mitreden, es gibt mehr Diskussionsbedarf, weniger Selbstverständlichkeiten. *Auf keinen Fall gehe ich mit euch auf diesen Berg raus, ich hasse Wandern.* Aber da sind auch die neuen Freiheiten, die sich für uns als Eltern auftun. Darf ich sie nutzen? Wie lässt sich das verbinden?

WIR KÖNNEN NICHT GLEICHZEITIG 100 % IM BERUF GEBEN, 100 % ALS MUTTER, 100 % PROZENT ALS PARTNERIN. SONST WERDEN WIR EIN 300%IGES WRACK. UND ZWAR OHNE ABWRACKPRÄMIE.

Ja, manchmal kann einen das zerreißen. Weil immer wieder die eigenen Ansprüche mit denen der anderen abgestimmt werden müssen. Mit den Kindern, mit den ArbeitgeberInnen, ja, selbst mit dem Kinderzahnarzt, der mir als Mutter Vorwürfe macht, dass ich nicht täglich bei allen drei Kindern nach dem Zähneputzen noch mit Zahnseide durch sämtliche Zahnzwischenräume schrabbele.

Was soll ich denn eigentlich noch alles machen? Für was noch alles geradestehen? Alle da draußen halten ihr Anliegen für das Allerwichtigste von allen, ich kann aber nicht allen Ansprüchen genügen. Ich kann nicht auf der Arbeit hundert Prozent liefern und in der Kindererziehung und in der Hausaufgabenbegleitung und im Ehrenamt und im Haushalt, denn auch der Tag einer Mutter hat nur 24 Stunden. Wir könnten uns täglich zerreißen zwischen all den Anforderungen, die die Gesellschaft an uns trägt, die aber auch wir selbst an uns stellen. Wir müssen jedoch üben, auch mal nein zu sagen, auch mal abzusagen, auch mal Halbgares einfach stehen zu lassen.

Wir müssen unseren ganz eigenen Weg der Prioritäten finden. Denn das Problem ist: Wenn wir uns zerreißen, sind wir kaputt! Und damit ist am Ende niemandem geholfen. Wenn man Kinder hat, muss auch mal aktiv die Notbremse gezogen werden, was sich zunächst sehr ungewohnt anfühlt, denn vor den Kindern klappte doch alles.

IF IT COSTS YOUR PEACE IT'S TO EXPENSIVE.

Trotzdem ist er natürlich da, dieser Druck, und ich fühle mich immer wieder zerrissen. Darf ich meine Kinder vor dem Fernseher parken, damit ich mal kurz diese eine wichtige Mail schreiben kann? Oder sogar einfach ein Bad nehmen in der Zeit? Darf ich mich ab und zu mal auf einen fernen Planeten ohne »Hungeeer«-Rufe und Wutanfälle träumen? Wie bescheuert wir uns selbst bei solchen Fragen anstellen, zeigt mir zum Beispiel meine Dienstreise. Ohne mit der Wimper zu zucken, fahre ich übers Wochenende weg und freue mich sogar darauf. Freie Wochenenden mit meinen Freundinnen und ohne Kinder habe ich mir aber viele, viele Jahre nie gegönnt. *Das kann ich doch nicht bringen,* dachte ich! Als würden die Kinder den Unterschied feststellen! Denen ist egal, ob ich wild discofoxtanzend in einer Weinbar an der Mosel mit den Mädels Spaß habe oder Business-Vorträge vor Anzugträgern in stickigen Hotelräumen halte. Mama ist weg. Weg ist weg.

Aber mein Gewissen! Jahaaa, die kleine fiese Tusse. Die hat sehr lange über den Unterschied nachgedacht.

Ich habe, da war meine Tochter vier und die Zwillingsjungs zwei, noch einmal angefangen zu studieren. Wir wohnten damals in Berlin, und es war »berufsbegleitend«. Neben Online-Vorlesungen gab es aber eben auch Präsenzveranstaltungen. Alle zwei Wochen für zwei Tage, immer freitags und samstags – in Köln, weit weg von zu Hause. Die Kinder schliefen in dieser Phase unseres Lebens noch nicht durch. Allein auf Toilette ging ich quasi nie mehr. Gespräche mit Erwachsenen waren kaum noch möglich, denn entweder schrie einer, oder mein Hirn war so müdigkeitsvermatscht, dass eh nichts Vernünftiges mehr aus mir rauskam. Und dann das.

Freitagmorgens kinderlos in den Zug setzen und vier Stunden Ruhe. Mit jedem Meter, den ich mich von Berlin entfernte, wurden meine Schultern leichter. Verantwortung abgeben. Das Hirn aus diesem Standbymodus des Lebensrettens befreien (»Nicht auf die Straße!« »Vorsicht, ein Baum!« »Nicht vom Badewannenrand springen!« »Nicht mit Spielmotorrädern auf Geschwisterköpfe hauen!«). Dann Vorlesung. Kinderlose Menschen treffen, die vom Beruf erzählen. Das Hirn anstrengen. Und abends zu meinen Eltern, wo Essen auf dem Tisch stand (Oh, welch ein Luxus). Und das Beste: Danach die ganze Nacht durchschlafen. Mit gutem Gewissen. Denn: Ich studierte ja noch mal! Trotz Kindern. Das war gesellschaftlich anerkannt. Oho. Du bist ja krass. Respeeeekt.

Aber jetzt stellt euch mal vor, ich hätte mir jedes zweite Wochenende in dieser Zeit einen Mädels-Trip genehmigt! Ha, was hätten die Leute gesagt. Hättste halt keine Kinder bekommen, wenn du eh keinen Bock drauf hast. Dabei habe ich Bock auf meine Kinder! Aber halt nicht rund um die Uhr, 24 Stunden pro Tag, an sieben Tagen pro Woche. Ich brauche den Ausgleich. Ich will da raus und ich will da rein. Rein ins Leben als Mama, raus in die Welt, die ja noch so viel mehr zu bieten hat als das Muttersein. Und das Schöne ist ja: Ich bleibe Mama, selbst wenn ich die Familie mal hinter mir lasse für einen kurzen Moment.

Mein Studium (okay, die Prüfungsphasen waren heftig, weil immer jemand kotzte, wenn ich lernen wollte ...) war für diese

Erkenntnis ganz wichtig. Und ja, ich brauchte diesen räumlichen Abstand, um wirklich abschalten zu können. Ich wusste: Ich kann aus der Ferne eh nicht einspringen. Ich brauchte nicht mit einer Arschbacke auf das Vibrieren des Handys warten, auf das Empfangen einer »Komm sofort heim«-Nachricht, wie ich das tat, wenn ich mal abends in Berlin ausging. Dieses Zerrissensein, dieses nirgendwo so richtig Sein, weil man immer mit einem Teil seiner Gedanken woanders ist, das ist nämlich sehr anstrengend.

Diese Abgrenzung fällt vielen Müttern schwer. Wir wünschen uns, dass die Kinder endlich in die Kita gehen – und weinen dann doch nach dem Abgeben an der Kitatür. Wir sind total beschäftigt in unserem Job, fragen uns aber trotzdem ständig, ob zu Hause alles gut läuft. Gefühle sind nun mal nicht rational. Das ist okay. Wir wünschen uns den tollen Job, der viel Zeit frisst, obwohl wir unsere Kleinen vermissen ... Wir wünschen uns mehr Zeit mit den Kindern und verzweifeln dennoch an Aufräumchaos, Schürfwunden und ständigem Lärm. Wir dürfen das.

Wir dürfen genießen, wenn die Kinder größer werden, aber wir dürfen den Abschied auch betrauern. Wir dürfen dem Kinderzahnarzt sagen, dass wir das mit der Zahnseide nicht hinbekommen, weil uns das beim abendlichen Bettgehchaos zu viel wird. Und wir dürfen den Kinderwagen hergeben, ohne die wunderbaren Jahre zu verraten, die wir mit ihm und den Kindern verbringen durften.

Die Mutterschaft ist eine Zerreißprobe. Tag für Tag. Woche für Woche. Es geht darum, dass es allen Familienmitgliedern gut geht und jedes für sich selbst auf seine Kosten kommt. Es geht nicht darum, ständig im Spagat zu sein, sondern für sich selbst zu sorgen, dass es nicht weh tut.

Mama in Teilzeit: Die dreistesten Sprüche

»Und das ist X. Die ist aber nur selten da.«
ÄLTERE KOLLEGIN ZUR NEUEN,
DIE AN VIER VON FÜNF WERKTAGEN DA WAR.

»Was macht denn dein Baby, während du arbeitest?«
BESTE ANTWORT: »ES PASST DAHEIM AUF DEN DOBERMANN AUF.«

»Na? Halben Tag Urlaub?«
KONTER: »KANNST DU AUCH HABEN.
UND AUCH MEIN HALBES GEHALT.«

»Können Sie Ihr Kind nicht bei einem Nachbarn abgeben, damit Sie arbeiten kommen können?«
SO ARGUMENTIERTE DER CHEF
AUF EINEN EINGEREICHTEN KIND-KRANK-TAG.

»Kein Wunder, dass die Kinder auffällig werden, du bist ja auch nie da.«
OB EIN MANN DAS WOHL AUCH ZU HÖREN KRIEGT?
LIEBE FRAU XY, IHR KIND IST AUFFÄLLIG, ICH GLAUBE,
IHR MANN IST EINFACH ZU VIEL ARBEITEN ...

DR. KARELLA EASWARAN

Dein Leben entstressen – mit vorteilhaftem Denken

Das Wartezimmer ihrer Praxis in Köln ist immer voll, obwohl sie kaum noch wirklich schlimme Kinderkrankheiten behandelt. Woran liegt das? Warum ist in einem medizinisch hochentwickelten Land wie Deutschland die Sorge so groß? Warum fehlt vielen Familien die Leichtigkeit? Das fragt sich Dr. Karella Easwaran, die als Kinderärztin gute Ideen hat, Eltern das Leben zu erleichtern.

»Viele Eltern überlegen ständig, was sie tun können, um ihren Kindern das Leben zu erleichtern. Das ist toll und fürsorglich. Häufig nehmen sie dabei aber gar nicht mehr wahr, dass sie bereits gesunde und glückliche Kinder haben. Niemand möchte etwas falsch machen, der Druck ist groß. Stimmt mit meinem Kind vielleicht etwas nicht? Müssten wir mehr tun? Dieser Stress belastet uns und unser Familienleben«, sagt Easwaran. Wie können wir ihn abbauen, um gelassener, achtsamer und zufriedener zu werden?

Praktische Tipps aus dem »Beneficial Thinking«:

Stell dir vor, heut steht ein wichtiges Bewerbungsgespräch an, die Nacht hast du vor Aufregung schlecht geschlafen, du hast schon das schicke Outfit an, dein Kind trödelt, hat keine Lust auf Kita, und als ihr endlich fertig seid und an der Tür steht, greift dein Kind noch zum Kuschelhasen auf der Schlüsselablage, und darauf steht eine halb volle Tasse Kaffee. Sie kracht – natürlich – direkt auf den Kopf deines Kindes und spritzt Kaffee in alle Richtungen.

Möglichkeit 1: SADH (Stopp – Atmen – Denken – Handeln)
Du könntest jetzt zetern und das Krokodil in dir rauslassen. Das wäre dem Reptilienverhalten zufolge vergleichbar mit dem Kampf gegen den Feind. Stattdessen hältst du kurz inne (vielleicht sogar laut Stopp sagen), atmest, und das wiederum macht den Weg frei zum Denken (denn beim Atmen kann man nicht schreien, versuch es mal), und du bist in der Lage, sinnvolle Entscheidungen zu treffen. Zum Beispiel: Den Kaffeefleck auf meiner Bluse überdeckt das Jackett. Das Kind ist nicht verletzt, ich tröste es, wir lassen die Sauerei jetzt liegen, und ich komme pünktlich zu meinem Termin. Und falls es zehn Minuten später wird, rufe ich halt an. Es besteht keine Lebensgefahr. Mein Puls darf jetzt wieder runterfahren.

Möglichkeit 2: Ein rettender Gedanke
Jede von uns hat eine schöne Erinnerung, die sie mit Freude erfüllt. Bei mir ist es »Kaiserschmarrn«, ich verbinde nur Positives mit der Speise: Urlaub, leckeren Duft, satt werden. Im größten Trubel sage ich »Kaiserschmarrn« und es hilft. Mit einem solchen Wort lässt sich die Straßenführung unserer Gedanken von emotional-aggressiv auf emotionslos umstellen. Erst jetzt können wir ohne den Einfluss der aufgeregten Amygdala konstruktive und hilfreiche Ideen im Neocortex unseres Gehirns produzieren. Statt uns aufzuregen, dass unser Kind so ungeschickt ist, können wir jetzt überlegen, ob wir nicht selbst die Kaffeetasse beim nächsten Mal lieber woanders abstellen. Legt euch ein Wort zurecht wie: Lächeln, Skifahren, Palme, Muschel oder Hühnersuppe. Was auch immer euch gute Gefühle bereitet.

Möglichkeit 3: Denkpause einlegen

Wir brauchen Denkpausen, damit sich unser Nervenkostüm nach Kaffeetassen-Unglücken erholen kann. Etwa, indem wir uns kurz in einen Tunnel denken: Augen zu und rein, keine Lichter, Begrenzungen zu allen Seiten und einfach atmen. Denkpausen sind eine Art Resilienz-Übung außerhalb des akuten Trubels. Zweimal am Tag 20 Minuten an etwas anderes denken kann sehr helfen. Meditieren oder einer kreativen Arbeit nachgehen, Kuchen backen, malen oder singen und dabei nur auf das Tun konzentrieren, auf das Jetzt. Und den Gedanken dabei keinen Raum geben, das ist nicht leicht, aber sehr effektiv.

Eine gute Maßnahme sind auch Wortwiederholungen. Wenn wir morgens schon so gestresst sind, können wir uns – klingt albern, hilft aber – immer wieder das Wort »Danke« vorsagen, auch ohne Stimme. *Danke, danke, danke.* Wir können unser Gehirn damit austricksen. *Danke, dass nichts Schlimmeres passiert ist, danke, dass ich atme.* Es hilft aber auch, etwas zu tun, das uns Spaß macht und entspannt. Klar haben Eltern dafür wenig Zeit, aber Hobbys oder banale Dinge wie Backen oder auf einem Bein hüpfen helfen, dem Gehirn eine Pause zu gönnen. Glückshormone sind gut für den Stressabbau.

KLEINER EINWURF

Ich habe mir das Hobby meiner Kids einfach auch zum Hobby erklärt und gehe in der Zeit joggen oder Freundinnen treffen oder lese ein Buch. Ich verkaufe es mir als meine Zeit, so lebt es sich viel besser!

ANONYM

»Schlechtes Gewissen? Nö«

Für eine Dienstreise lassen wir unsere Kids allein – nicht aber für ein Wellnesswochenende mit den Freundinnen? Für die Arbeit schicken wir sie in die Kita, aber wenn wir frei haben nicht? Nö, findet unsere Gesprächspartnerin und hat das für sich anders entschieden: Ihr Kind geht auch in die Krippe, wenn sie Urlaub hat.

Ich bin eine Landmama. Hier wird Familie in den meisten Fällen noch sehr traditionell gelebt. Die Mama bleibt zu Hause, der Papa geht arbeiten, und am besten hat man exakt zwei Kinder.

Ich selbst bin nach einem Jahr Elternzeit wieder Teilzeit in meinen alten Beruf eingestiegen. Es ist mir sehr schwergefallen, mich schon nach einem Jahr von meiner Tochter zu trennen. Anfangs verfluchte ich die Entscheidung, nur ein Jahr Elternzeit genommen zu haben, doch meine Bedenken stellten sich schnell als unbegründet heraus. Denn unserer Tochter gefiel es sehr gut in der Kita, und auch mir tat die Zeit ohne sie gut. Ich konnte mich in Ruhe um den Haushalt kümmern, einkaufen gehen – und ja, mich auch einfach mal ausruhen und neue Kraft sammeln.

Unsere zweite Tochter wurde geboren, und sie ist – genau wie die erste – ein wahrer Goldschatz. Ich möchte nichts an den beiden Kindern ändern. Und dennoch hatte ich das Gefühl, sechs Wochen Sommerferien (in denen mein Mann beruflich auch wieder Hochsaison hat) kaum überstehen zu können.

Darum habe ich meine Tochter für drei Wochen Ferienbetreuung in der Kita angemeldet. Ich weiß, ich sollte mich freuen, Zeit mit meinen Kindern verbringen zu können, und ich sollte die kurze Zeit, in denen sie noch so klein sind, genießen. Aber der Alltag mit den beiden ist einfach auch verdammt anstrengend. Und wenn ich nicht hin und wieder eine Pause bekomme, verliere ich früher oder später einfach die Nerven.

Ich merke, dass die Tage wesentlich besser laufen, wenn meine große Tochter ein paar Stunden in der Krippe ist und ich in dieser Zeit Kraft sammeln kann. Ansonsten bin ich irgendwann einfach überlastet und schreie das Kind auch mal an, was mir dann wieder total leidtut. Ich frage mich: Macht es mich zu einer schlechten Mutter, wenn ich das Kind auch in den Ferien in die Krippe bringe? Ich weiß: Einen Preis für die beste Mutter erhalte ich dafür definitiv nicht.

Aber: Muss ich als Mutter eigentlich immer super sein? Muss man allen Kinderkram immer gut finden, um eine gute Mutter zu sein? Ich mag Trubel im Haus und lachende, tobende Kinder. Aber trotzdem nervt es mich, wenn überall Sand und Dreck rumliegt. Ich liebe es, Geschichten vorzulesen und Bilderbücher anzugucken. Aber irgendwann, wenn das Kind beim Ins-Bett-Bringen immer noch ein Buch ansehen will, sehne ich mich danach, dass es endlich schläft. Ich mag puzzeln und mit Bauklötzen spielen, aber ich male und knete nicht gerne.

Geht es nicht allen Mamas so? Und: Kann es sein, dass nicht jedes Alter der Kinder für alle Eltern gleich gut passt? Vielleicht genießen die einen besonders die Babyzeit, andere spielen am liebsten mit Kleinkindern, und wieder andere finden es super, wenn die Kinder schon älter sind.

Vielleicht sollten wir uns einfach in das Abenteuer Familie reinstürzen, Situationen anschauen, reflektieren, und wenn wir ein Problem haben, eine Lösung finden, die für alle passt. Ja, ich glaube, das wäre eine ziemlich gute Sache!

TIPP

STOLZ AUF UNS SELBST!

»Welche zwei Dinge hast du in den letzten Wochen richtig gut hinbekommen?« Diese Frage stellte Katharina vor einigen Monaten bei einem Workshop – und erntete erst mal Schweigen und Schulterzucken. Was schiefgelaufen ist zuletzt, dazu hätten wohl alle eine Antwort parat gehabt, aber sich selbst loben? Schwierig. Versucht es mal! Zwei Dinge nur!

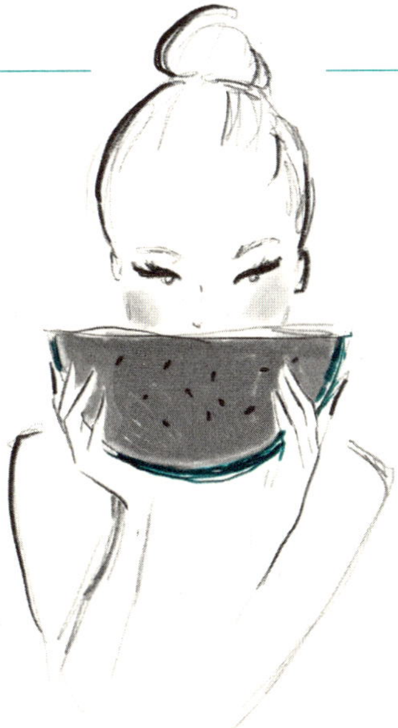

DR. HERBERT RENZ-POLSTER

»Müttern wird heute viel abverlangt«

Frauen sollen arbeiten, bekommen dabei aber nur wenig Entlastung in der Familienarbeit. Die Anforderungen an uns sind hoch. Dabei geht es vor allem um gute Stimmung in der Bude, sagt Kinderarzt, Wissenschaftler und Bestsellerautor Dr. Herbert Renz-Polster.

»Die globalisierte Frau soll die Fachkräfte von morgen gebären und großziehen – andererseits aber selbst als Fachkraft bereitstehen. Und das abseits ihres Stammes.« Diese Worte stammen aus Ihrem Artikel »Mutterschaft 2.0«. Also fragen wir mal provokativ: Wäre alles leichter, wenn die Rollenverteilung noch so aussehen würde wie in der Steinzeit – also als nur Frauen für die Kinder zuständig waren?

Dass nur Frauen für die Kinder zuständig waren, gilt nicht generell für Jäger- und Sammler-Kulturen. Ethnologen beschreiben vielmehr eine große Vielfalt von Erziehungsarrangements. Und oft waren die Väter da mit mehr Engagement im Einsatz als der moderne Mann, den wir jetzt so sehr feiern, weil er in der freien Wildbahn noch immer eher selten vorkommt.

Wie leicht es in einem bestimmten kulturellen Kontext ist, gemeinsam für Kinder zu sorgen, hängt von vielen Dingen ab. Vom Rollenverständnis, der dabei erlebten Zufriedenheit, den

Möglichkeiten der sonstigen Entfaltung, und auch wie viele Familienmitglieder es braucht, um ein Familieneinkommen zu sichern. Ein ziemliches Knäuel! Derzeit schnürt dieses Knäuel viele Mütter (aber auch Väter) ziemlich ein, weil Frauen jetzt viel stärker den Arbeitsmarkt bespielen, dabei aber nur wenig Entlastung in der Familienarbeit bekommen.

Von Ihnen stammt auch das Wort »Lastesel-Strategie« – was genau meinen Sie damit?

Damit meine ich, dass Frauen eine Doppelrolle spielen, die ohne adäquate Entlastung nicht aufgehen kann. Gerade wenn sie dann auch noch alleinerziehend sind. Denn Alleinerziehende müssen ja oft genug auch auf die indirekte Unterstützung der Kinder durch den Partner verzichten. Es ist ja nicht so, dass die Väter selbst bei einem traditionellen Rollenverständnis sich nicht um ihre Kinder gekümmert haben, sie haben ja trotzdem oft genug noch für das Auskommen der Familie gesorgt. Bei Alleinerziehenden fällt dann aber oft beides weg: die direkte Zusammenarbeit beim Leben mit den Kindern, aber auch die indirekte Unterstützung, also die Sicherung des Familienauskommens. Und bei den Müttern kommt ja dann nicht selten noch die Pflege der älteren Generation dazu. Oft sorgt ferner der unterdurchschnittliche Verdienst von Müttern auf dem Arbeitsmarkt nicht gerade für viel Rückenwind, mit dem man sich ein bequemeres Leben leisten könnte. Und zu Ruhm und Status führt das auch nicht. Das meine ich mit Lastesel-Strategie.

Viele Mütter machen sich heute zusätzlich Druck, weil sie möglichst konsequent bedürfnisorientiert erziehen möchten. Wie kann es gelingen, dass Frauen sich da nicht selbst verlieren?

Mit dem Begriff »bedürfnisorientiert« bin ich ein bisschen im Streit. Denn für mich ist es ein Missverständnis, dass »bedürfnisorientiert« unbedingt heißt, dass ich in allem einen Riesenaufwand betreibe. Wenn ich mein Baby bei mir im Bett habe – ist das mehr Aufwand oder weniger? Ich kenne viele »bedürfnisorientierte« Eltern, die darüber schmunzeln würden, dass man sich dabei verlieren muss. Und was heißt denn »konsequent bedürfnisorientiert«? Dass wir keine Abkürzungen nehmen dürfen? Keine Windeln? Keine Betreuung durch andere? Kein Fläschchen, wenn's halt sein muss? Oder keine Gläschen aus dem Supermarkt? Ich finde das nicht. Bedürfnisorientiert klappt, wenn wir eine gute Stimmung in der Bude haben und es uns gelingt, unseren Kindern das Gefühl von Heimat zu geben. Aber muss man sich dafür verausgaben?

> Väter gelten als modern, wenn sie Elternzeit nehmen – Frauen als unmodern, wenn sie »nur« zu Hause bleiben wollen. Wie kommt es, dass die Väter so gefeiert werden, Mütter aber oft Kritik ernten?

Von Frauen wird erwartet, dass sie über die Stöckchen springen, die ihnen diejenigen hinhalten, die von diesem Kunststück profitieren. Sie galten mal als super und richtig toll, wenn sie viele Kinder für Volk und Vaterland bekamen, und sie gelten jetzt als toll, wenn sie den besseren Mann abgeben: produktiv bei der Arbeit, mit Gespür fürs Team. Darauf gibt's dann einen Orden von der Gesellschaft, da steht drauf: »emanzipiert«. Also emanzipieren sich jetzt Frauen mit einem Job im Callcenter – sie sind ja soooo viel weiter als die Muttchen zu Hause, oder? Der Trick ist immer der Gleiche: Beifall erhält, wer das macht, was denen von Nutzen ist, die in der Gesellschaft die Ansagen machen – sie profitieren ja auch ganz gut von den bei der »Emanzipation« abfallenden Leistungen.

Und wir fallen immer drauf rein. Wie haben wir über die Herdprämie gelästert! Saufprämie, Verdummungsprämie, Karnickelprämie. Weil Mütter und Kinder gemeinsam zu Hause ja verdummen. Ich bin gespannt, welches Stöckchen als Nächstes hingehalten wird ...

> Wenn Sie einer Mutter drei Ratschläge geben könnten – welche wären das?

O weh, die drei Ratschläge wären für die eine Mutter vielleicht hilfreich, für die andere vielleicht ein interessanter Beitrag, für wieder andere ein Desaster. Ich lass das lieber.

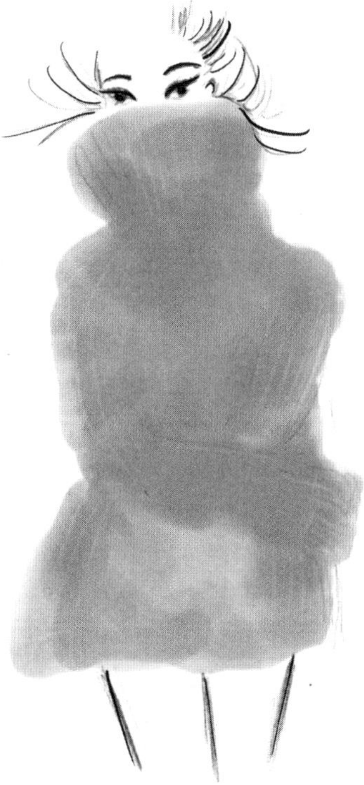

VON KATHARINA

Ein Foto und seine Geschichte

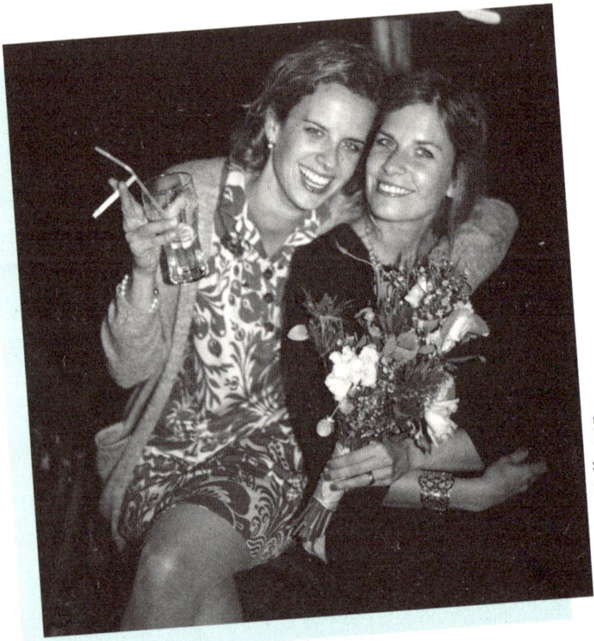

Foto: Moritz Hoffmann

»Party machen, rauchen, zu viel trinken, mal kein Vorbild sein – darf ich das noch? Und: Kann ich mir das überhaupt noch erlauben? Denn egal wie lustig der Abend ist, im Hinterkopf lauern immer die Gedanken: Was, wenn jetzt der Anruf kommt, dass es zu Hause einen Notfall gibt? Und wie bitte soll ich den Tag drauf verkatert überstehen, wenn die Kids wieder an mir zerren? Sind die Zeiten als Partyqueen also endgültig vorbei, wenn wir Kinder kriegen?

Dieses Foto wurde auf der Hochzeit einer meiner besten Freundinnen gemacht. Ich war schon Zweifach-Mama und hatte so richtig Lust, die Nacht durchzutanzen. Aber wie soll das gehen, wenn eine Vierjährige und ein Einjähriger dabei sind? Deshalb sagte ich nach dem Hochzeitsessen zu meinem Mann: »Bitte schnapp dir die Kids und geh ins Hotel. Das ist die Hochzeit meiner Freundin, ich will heute feiern!« In ihrer Anwesenheit konnte ich mich einfach nicht voll auf die Party einlassen. Kaum war aber meine Familie verschwunden, bestellte ich einen riesigen Drink und stürmte die Tanzfläche.

Im Morgengrauen schnorrte ich mir von irgendjemandem eine Kippe, die ich Arm in Arm mit meiner ebenfalls beschwipsten Schwester teilte. Die Füße taten uns vom Tanzen weh, und ich ahnte bereits, wie sehr mich in ein paar Stunden Kopfschmerzen quälen würden. Aber es war mir egal, weil der ganze Abend das wert gewesen war.

Deshalb hier meine Antwort: Nein, die Zeiten als Partyqueen sind nicht vorbei, wenn man Kinder hat. Wir können immer noch feiern, wir dürfen immer noch feiern, wir sollten immer noch feiern. Dafür müssen wir aber lernen, die Verantwortung mal komplett abzugeben; das Gefühl, immer einspringen zu müssen, ausknipsen. Und wir müssen dann die Gelegenheiten auch wirklich ergreifen, denn manche sind einzigartig und kommen nicht wieder.

Bis heute muss ich grinsen, wenn ich an diesen Abend denke. Und an den Morgen, als ich mich mit Sonnenbrille nach zwei Stunden Schlaf zu meiner Familie an den Frühstückstisch setzte. Ja, der Tag war hart, und ich überstand ihn nur, weil ich abwechselnd Cola und Kaffee trank und die Kinder viel fernsehen durften. Abends bin ich um 19 Uhr mit ihnen ins Bett gefallen, sehr dankbar dafür, dass ich diese ganze Bandbreite des Lebens erleben darf. «

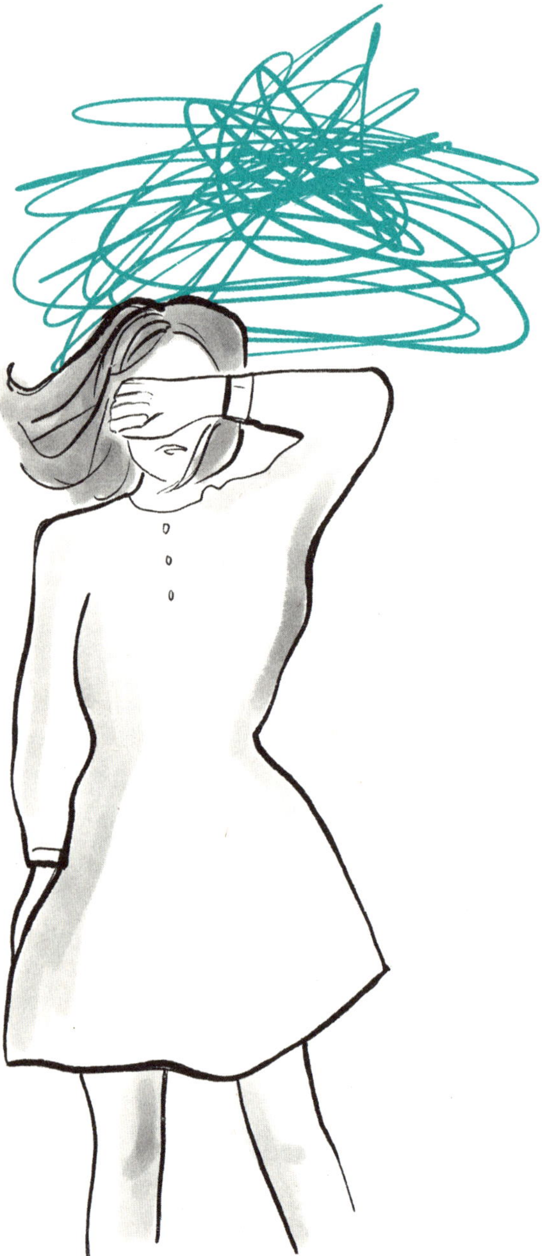

Wow, bin ich gereizt

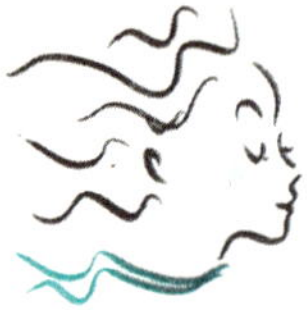

VON KATHARINA

Verflixt, wie genervt kann man sein?!

Wie entspannt wir doch früher waren! Jetzt könnten wir manchmal an die Decke gehen, haben flattrige Nerven, sind kurz vor dem zum Ausrasten! Und nein, das liegt nicht nur an Schlafmangel, Überforderung und dauernd umgekipptem Apfelsaft. Das liegt auch am Gefühl, oft allein gelassen zu werden, unterrepräsentiert zu sein, und daran, dass es eben verdammt nochmal um das Wichtigste in unserem Leben geht.

Ich knalle die Badezimmertür hinter mir zu, reiße das Handtuch vom Halter und beiße hinein. Arghhhhhh. Am liebsten würde ich etwas kaputt schlagen und lauthals Schimpfwörter brüllen. Einfach mal Teller durch die Gegend schmeißen, ausrasten, gegen die Wand treten. Doch ich sitze nur auf dem Badezimmerboden und beiße ins Handtuch. Weil man ja als Mutter nicht rumbrüllt, handgreiflich wird oder Dinge kaputt schlägt.

Wir Mütter sollen unendlich geduldig sein, in ruhigem Ton unsere Gefühle erklären und negative Gedanken wegatmen. Pah, das ist Bullshit. Absoluter Bullshit. Denn ich kann sagen: Niemand kann mich so nerven, so sehr reizen wie die Menschen, die ich gleichzeitig am meisten liebe: meine Kinder.

»Da ist schon wieder Bananen-Matsch auf dem Sofa, die Jacken liegen einfach auf dem Fußboden. Wieso schafft es niemand außer mir, das Geschirr in die Spülmaschine und nicht darauf zu stellen?«

»Wo ist denn dein neues Lineal? Wie, das ist schon wieder weg? Das hatte ich doch erst letzte Woche neu gekauft! Geht's noch? Wisst ihr eigentlich, dass das Geld dafür nicht einfach auf Bäumen wächst?«

»Lass doch deine Schwester einfach in Ruhe, wieso müsst ihr immer streiten?«

»Dann gehst du eben hungrig ins Bett, wenn das Abendessen wieder mal supereklig ist. Ich bin doch kein Restaurant.«

»Ich hatte doch gesagt, ihr zieht euch jetzt die Schlafanzüge an. Wieso klappt das nicht, ohne dass ich laut werden muss?«

Sagt mal! Sieht denn keiner, dass ich mir hier jeden Tag den Arsch aufreiße? Kann ich denn da nicht ein kleines bisschen Dankbarkeit – oder wenigstens Mitarbeit – erwarten? Wieso hört ihr nicht auf, wenn ihr merkt, dass in mir schon der Vulkan brodelt? Es fühlt sich an wie tausend kleine Nadelstiche, die mich immer wieder pieksen. Immer und immer wieder rein in die kleine Wunde, bis man es einfach nicht mehr aushalten kann.

Wie kann es sein, dass so kleine Menschen so genau wissen, wo unsere Wut-Knöpfe sind? Der Sohn meiner Kollegin W. schafft es innerhalb von sieben Sekunden, dass W. die Hausaufgabenbetreuung abbricht. Warum? Weil er seine Hefte nicht findet, weil er nicht mehr weiß, was sie aufhaben, der Lehrer eh an allem schuld und die Schule blöd ist. Das und dieser motzige Ton lassen meine Freundin innerlich explodieren.

ICH BIN NICHT ANGESPANNT! ES GIBT NUR GUTE UND WENIGER GUTE TAGE, UM MIR EINE KETTENSÄGE IN DIE HAND ZU DRÜCKEN.

Und meine Freundin M., eigentlich eine sanftmütige Frau, gestand mir neulich, dass sie ernsthaft darüber nachgedacht hat, ihre Teenie-Tochter an der Autobahn-Raststätte zu »vergessen«. Die vorherigen fünf Stunden hatte die 13-Jährige ausschließlich mit verächtlichem Schnauben, verdrehten Augen oder Stöhnen reagiert, wenn die Mutter es gewagt hatte, ein Wort an sie zu richten. »Da hält man nächtelang Händchen, streitet sich mit LehrerInnen, fährt zweimal die Woche 30 Kilometer zum Reitstall, holt sie nachts von Geburtstagsfeiern ab, und dann sitzen sie irgendwann auf der Rückbank und ignorieren dich«, beschwerte sich meine Freundin.

Das Gefühl, ignoriert zu werden, triggert auch mich enorm. Wenn ich den Kindern sage, sie sollen sich schon mal die Schuhe anziehen, und nichts passiert. Wenn ich sie bitte, mal ganz kurz ruhig zu sein, damit ich eine wichtige Nachricht auf der Mailbox abhören kann, und sie einfach reinquatschen. Wenn es eben nicht möglich ist, dass die Kinder friedlich im Auto warten, sondern sich über die Bänke hinweg so laut kloppen, dass Fußgänger stehen bleiben. Dann möchte ich mich in Rumpelstilzchen verwandeln, mich vor Wut entzweireißen oder eben zumindest die Kinder anschreien.

Und gleichzeitig ärgere ich mich dann über meine miese Stimmung, die ich nicht besser kontrollieren kann. An diesen Tagen fühle ich mich wie ein verwundetes Wildtier, das um sich beißt. Ich bin gereizt und gefangen in einer Gefühlssackgasse. Versuche, an der Mauer hochzuklettern, rutsche runter, kauere mich in eine Ecke und finde alles scheiße. Ich werde pingelig, versteife mich auf all das, was nicht klappt, und kann nicht sehen, was eigentlich ganz gut läuft. Ich sage zu oft Sätze wie »Du machst immer ...« und »Nie machst du ...«. Ich verhalte mich so wie die Negativbeispiele in Erziehungsratgebern – was ich natürlich weiß und mich *noch* wütender macht.

Mich nervt das Bild der immer gutgelaunten, ausgeglichenen Matrone, die wir sein sollen. Mich nervt, dass wir im Job brillieren sollen, als hätten wir keine Kids, aber gleichzeitig um 15 Uhr den Kuchenstand beim Fußball-Turnier betreuen sollen. Mich nerven Männer, die sagen, sie könnten keine Elternzeit nehmen, weil es eben in der Firma nicht so gerne gesehen sei. Mich nerven andere, die ernsthaft fragen, warum man überhaupt Kinder bekommen habe, wenn man sie ständig »wegorganisieren« würde. Mich nerven Sprechstundenhilfen, die Väter bei der U-Untersuchung fragen, wo denn die Mama des Kindes sei. Mich nervt, dass beim Elternabend dann doch wieder die eh schon überlastete Mehrfachmama ein Amt übernimmt, während sich die anderen einfach wegducken. Mich nerven Senioren, die ungefragt Erziehungstipps geben und meinen, die heutige Elterngeneration sei eh viel zu lasch. Und alleinstehende Männer, die mit ihren Sportwägen die Eltern-Kind-Parkplätze vor dem Supermarkt blockieren, bringen mich zur Weißglut.

FLUCHEN: DAS MÜTTER-PENDANT ZUM MANAGER-BÄUME-UMARMEN

Natürlich habe ich mich gefragt, warum ich bei diesen Themen oft hochgehe wie ein Schnellkochtopf. Es gibt nur eine Antwort darauf: weil es mir so wichtig ist. Wenn es mir völlig egal wäre, wie wir als Familie zusammenleben, wenn es mir nicht wichtig wäre, dass Frauen und Männer gleichberechtigt Elternschaft leben, wenn es mich nicht scheren würde, ob ich dieses Mutter-Ding gut mache, dann würde ich sicher nicht in Handtücher beißen. Aber all das ist mir wichtig, ich setze mich jeden Tag dafür ein. Ich gebe alles und manchmal noch mehr, habe Hoffnungen und Träume, wie unser Leben sein könnte.

Mit Männern, die nicht einfach so ins Büro verschwinden, wenn der Rest der Familie Magen-Darm hat. Mit kinderlosen Freundinnen, die schon wieder auf den Malediven abhängen und das auch noch bei Instagram kundtun müssen (Na gut, ich würd halt einfach auch gern hin). Mit Kindern, die bei Gemüse nicht ihr Gesicht verziehen, als servierte ich ihnen Wurmsalat mit lebenden Tieren. Mit ab und zu mal einer Cocktail-Flatrate an einem einsamen Ort. Und mit einem Bett, das jemand anders für mich frisch bezogen hat, einfach so, nur für mich. Puh, bin ich dünnhäutig geworden. Hey, aber auch lebendig. Und wenn gar nichts mehr geht, dann renn ich halt weg und gehe joggen. Raus, laufen, für mich sein.

Und mit jedem Schritt schüttet mein Körper mehr Adrenalin aus, und ich krieg 'nen Außenblick auf meinen Groll. Wenn ich Glück hab, kann ich dann drüber lachen. Weil ich nicht mehr so neu bin in diesem Mamabusiness, weil ich darauf vertrauen kann, dass morgen ein neuer Tag kommt, der auch wieder eine andere Stimmung bringt. Und wenn nicht, dann beiß ich halt weiter in Handtücher und schreib in Bücher wie dieses, wie gereizt ich manchmal bin. Weil es doch allen mal so geht. (Und jetzt sag nicht, dass das nicht stimmt, denn dann werd ich noch wütender, als ich es eh schon bin ...)

NENN MIR DIE ZWEI WORTE,
DIE EINE ANGESPANNTE SITUATION
SO RICHTIG ZUM EXPLODIEREN BRINGEN ...
1.) BERUHIG. 2.) DICH.

Was Eltern am meisten nervt

- Dass ich ... wartet mal kurz ... leg bitte die Schere weg! ... keinen Satz mehr ... Moment ... jahaaa, ich komme zum Po-Abwischen ... ohne Unterbrechung zu Ende ... Nein! Nicht da rein! ... bekomme.

- Die Fremdbestimmung. Dass ich mich danach richten muss, wann wer schläft, wann der passende Zeitpunkt für X ist, um etwas zu unterbrechen, weil etwas für Y ansteht.

- Das ewige Gefühl, dass man keinem wirklich gerecht wird – den Kindern nicht, dem Mann nicht, dem Chef und den Kollegen schon gar nicht, der Gesellschaft auch nicht - und vor allem sich selbst nicht.

- Bottle-Flips zu jeder Tages- und Nachtzeit

- Dass man sich anhört wie eine hängengebliebene Schallplatte: »Bitte nimm die Füße vom Tisch ... nimmst du jetzt bitte die Füße vom Tisch ... Füüüße vom Tisch ...«

- Die Tatsache, dass ich den Kindern etwas Schönes gekocht habe und die Kids es nur mit einem abfälligen Blick »würdigen« und dann ein Nutellabrot verlangen.

- Das ständige Chaos. Es ist niemals richtig ordentlich. Wenn irgendwo Land in Sicht ist, bricht an einer anderen Stelle im Haus wieder Unordnung aus.

- Dass man als Mama nicht mehr einfach mal nur krank sein kann, um sich entspannt auszukurieren.

- Die Lautstärke! Definitiv die Lautstärke.

- Dass ich nie im Badezimmer sein kann, ohne dass jemand an der Tür rüttelt, weil er auch gaaanz dringend muss oder ich den Streit vor der Klotür schlichten soll.

- Die tausend Fettnäpfchen, in die ich mit meinen Pubertierenden trete. Ich kann ihnen nichts recht machen. Mein Mantra ist dann irgendwas zwischen: »Ich hab dich lieb, und wann ziehst du endlich aus?«

- Die Parasiten! Erst Läuse, dann Würmer und wieder von vorn. Der Horror!

- Die permanenten Streitereien. Kinder mit Kindern. Kinder mit Eltern. Eltern mit sich selbst. Nervig.

- Das ständige Gefühl, für die Bespaßung der Kinder zuständig zu sein ...

- Rollenspiele. Kotz.

- Klugscheißer, die einem sagen, man solle sich nicht so anstellen und aufhören zu jammern.

- »Mamaaa ...«

- Frischgewaschene Wäsche, die einfach auf dem Kinderzimmerboden rumliegt.

IMPULS

Früher war alles besser!? Ähm ...

Mimimi, jetzt jammert mal nicht, früher haben das die Frauen doch auch hingekriegt. In der Nachkriegszeit!!!! Jahaaa, solche Sprüche bekommen wir zu hören, nicht wirklich oft im Alltag, wohl aber in den Kommentarspalten unserer Social-Media-Kanäle. Und dazu müssen wir sagen: Früher, ne, da hüpfte keine Mama als Clown durch die Schul-Aula, weil Projektwoche war, da gab es noch keine Kinder-Hobbys, die kilometerweit entfernt waren, es gab noch keine toxischen Eltern-WhatsApp-Gruppen, da halfen die Kinder noch auf dem Feld und wenn nicht, dann gab's halt mal 'ne Ohrfeige oder ein paar Hiebe auf den Hintern. In ihrer Freizeit gingen die Kinder raus, und zwar ohne Mama, ab in den Wald, allein mit anderen Kindern. *Wenn's dunkel wird, bist du wieder zu Hause.* So war das damals, und so ist das heute nicht mehr. Genauso wie die Vergewaltigung in der Ehe heute per Gesetz verboten ist, das war sie damals nämlich auch noch nicht. Wer Kinder bekam, blieb zu Hause, so war das für die Frauen. Schön, dass sich das alles verändert hat, oder? Unschön, dass trotzdem nach wie vor die Frauen so viel mehr Nachteile haben, wenn sie eine Familie gründen. Es hat sich zwar viel getan in den letzten Jahren, aber eben noch nicht genug. Darum bleiben wir laut und werden weiter auf Missstände hinweisen.

TAGEBUCHEINTRAG EINER KURZFRISTIG VERZWEIFELTEN MAMA

Mein liebes Kind,

uns verbindet eine so tiefe Liebe. Wie kann es sein, dass du mir manchmal so weh tust? Kann es sein, dass wir uns doch ähnlicher sind, als es sich im Moment anfühlt?

Wenn du schlafend am Abend in deinem Zimmer liegst, dann gehe ich manchmal zu deinem Bett und kann wieder merken, wie tief, wie innig ich dich liebe. Diese Momente sind sehr wichtig für mich, denn wir haben es gerade nicht leicht miteinander.

Nie, wirklich nie im Leben hätte ich gedacht, dass mir so etwas mal passieren könnte. Wut auf mein Kind. Wirklich tosende Wut. Niemand bringt mich schneller zur Weißglut als du, nicht deine Geschwister, nicht dein Vater, im Grunde bin ich überhaupt kein wütender Mensch! Im Gegenteil: Ich brauche Harmonie. Aber du diktierst uns gerade ein Familienleben, das mich traurig macht.

Oft schnauzt du uns schon beim Aufwachen an: »Lasst mich in Ruhe! Ich geh nicht in die Schule!« Beim Frühstück ätzt du deine Schwester an: »Geh weg, du hast Mundgeruch.« Wenn du von der Schule kommst, provozierst du weiter. Und natürlich steigen die Geschwister da gleich drauf ein. »Du kannst nicht mal die Aufgabe? Haha, du bist so dumm!« Zack, springen alle auf und machen sich gegenseitig die Hölle heiß. Und wenn dann der Kopf deines Bruders in der Türklinke landet, ja, dann spätestens werde ich auch so richtig wütend.

»Kannst du es mal sein lassen?« »Was zum Teufel reitet dich, dass du so einen Unfrieden stiften musst?« »Willst du uns etwa alle einfach immer nur fertigmachen?« Es ist zum Durchdrehen. Und doch versuche ich dann, mich zu beruhigen und es auf die sanfte Weise zu erklären. »Hör zu, wenn man freundlich zu seinen Mitmenschen ist, dann erntet man von ihnen auch Freundlichkeit zurück.« »Interessiert mich nicht«, sagst du dann. Und lachst mich aus. Und ich muss mich wieder zusammenreißen und sehe zu deinen beiden Geschwistern, die mal wieder nicht die Aufmerksamkeit bekommen, die sie verdient hätten.

Es ist alles eine Phase, jaja. Ich weiß. Du kannst zauberhaft sein. Die Lehrerin sagt, du bist ein toller Schüler, immer sozial, den anderen helfend, fröhlich. Warum nur musst du zu Hause dann so die Sau rauslassen?

Ich habe gute Tage und stressige Tage, ich bin ja auch nur ein Mensch. Wenn du mich mit solchen Aktionen an einem stressigen Tag erwischst, an dem der Papa auf Dienstreise ist, ich in der Früh Brote schmiere, euch alle zur Schule bringe, zum Büro hetze, danach gleich an der Schule halte, um euch wieder einzusammeln, wir dann noch was Tolles planen, um euch eine Freude zu machen, obwohl ich längst eine Pause bräuchte, und dann solche Aktionen von dir kommen, dann könnte ich nur noch heulen. Warum bist du dann so?

Weißt du was? Ich glaube, du bist ein ganz besonderes Kind. Ich weiß das. Du hast eine wahnsinnige Energie. Und wenn wir irgendwann einen Weg gefunden haben, diese Energie in die richtige Richtung zu lenken, dann wird daraus etwas ganz Wunderbares entstehen. Solange du diese Energie aber nutzt, uns zu spalten, so lange bin ich der Verzweiflung nah.

Dann schick ich dich aufs Zimmer, und du gehst nicht hin, sondern rennst weg, willst dir mit mir eine Verfolgungsjagd liefern. Aber ich sag dir was, da mach ich nicht mit. Irgendwann ist auch mal Schluss. Und während du wegrennst, kneifst du deinem Bruder noch im Vorbeirennen in den Rücken. Und dann halte ich dich fest, dass du nicht weglaufen kannst, obwohl das gegen alles spricht, an das ich glaube, und werde lauter und weine dann auch, damit du siehst, was du mit deinem Verhalten anrichtest, und trage dich hoch ins Zimmer, und dann trittst du gegen die Tür, und – plötzlich höre ich nichts mehr.

Erst später gehe ich wieder in dein Zimmer, und dann liegst du auf dem Bett und weinst und sagst: »Immer bin ich an allem schuld in dieser Familie« und ich weiß nicht, was ich sagen soll, denn tatsächlich geht ja so gut wie jede Stänkerei zurzeit von dir aus. Und dann hast du plötzlich den Schalter umgelegt und bist wieder der Sohn, als den ich dich kenne und liebe. Und ich streichele dir sanft über den Rücken und kann schon in dem Moment nicht mehr sagen, warum es eigentlich grad schon wieder so eskalieren musste.

Du merkst dann selbst, huch, ich glaub, ich bin doch zu weit gegangen. Zack, bist du wieder mein Alter. Malst mir Entschuldigungsbriefchen, umarmst mich, bist wieder weich, bietest an, Pfannkuchen für alle zu machen. Und ich kann endlich wieder kurz durchatmen. Und weiß, was für ein toller Mensch du bist.

Aber das schlechte Gewissen, ob meiner Hilflosigkeit und der Schreierei und der Wut, das bleibt.

Ich habe mir viele Gedanken gemacht, warum es immer wieder so weit kommt – und wie es besser werden könnte.

Wir müssen nur noch schauen, wie wir deine Energie auch nachmittags in die richtigen Bahnen gelenkt kriegen. Weißt du was? Ich bin überzeugt: Das wird schon. Vielleicht war das Aufschreiben der erste Schritt. Ich glaube so fest an dich. Ich bin schließlich deine Mama. Und wir kriegen das hin.

In Liebe, Mama

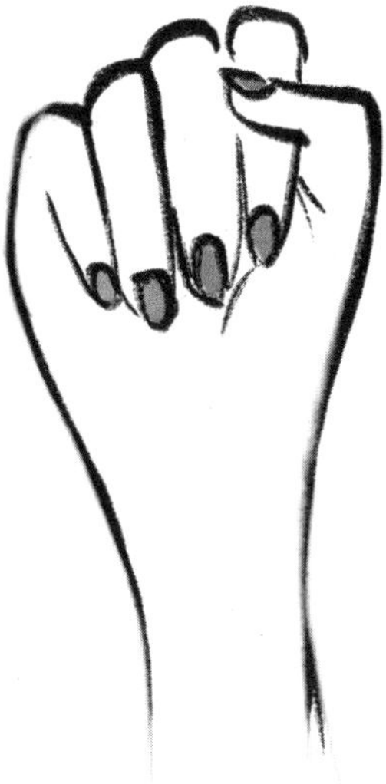

Mütterwünsche zur Verbesserung unserer Lage

Wir brauchen viel mehr als ab und zu mal Blumen. Wir müssen gesehen und wertgeschätzt werden; unsere Mutterschaft darf nicht zur Bürde werden. Was wir noch brauchen in Sachen Gleichberechtigung, Inklusion und Feminismus? Das erzählen uns diese großartigen Mütter.

Patchwork ist keine Ausnahmefamilie oder gar ein »Mangelexemplar«. Am liebsten würde ich den Begriff verbannen und einfach nur noch von Familien sprechen. Denn der vermeintliche »Flickenteppich« fühlt sich für die, die in ihm leben, einfach nur wie die normalste Sache der Welt an.
MARIE ZIESLER VON LITTLE YEARS,
LEBT SELBST IN EINER PATCHWORKFAMILIE

Wenn ich eine Sache für Großfamilien in Deutschland verändern könnte, wäre es definitiv die Akzeptanz und Toleranz in der Gesellschaft. Wir sind nicht zu ungeschickt mit der Verhütung, sondern es gibt tatsächlich Familien wie uns, die sich ganz bewusst für jedes einzelne Kind voller Liebe entschieden haben.
ARTHY KEHMEIER, MUTTER VON SIEBEN KINDERN

Wir müssen aufhören, »Vereinbarkeit« mit »Mama geht auch in die Arbeit« zu übersetzen, und uns eine gerechte Aufteilung der Familienarbeit zum Ziel setzen. Sonst wird das nie was ...
BARBARA VORSAMER, REDAKTEURIN DER SÜDDEUTSCHEN ZEITUNG

Als Alleinerziehende wünsche ich mir dringend praktische, niederschwellige Hilfen im Alltag, knackiger verpackt: Haushaltshilfe statt Mutter-Kind-Kur!

CHRISTINE FINKE VOM BLOG »MAMA ARBEITET«,
SIE SETZT SICH FÜR DIE BELANGE ALLEINERZIEHENDER EIN

Ich wünsche mir mehr Sichtbarkeit und Wertschätzung von Familienarbeit – damit meine ich nicht den zweiten Sonntag im Mai, sondern zum Beispiel die Rente. Ich wünsche mir, dass Frauen mehr fordern, mehr Wertschätzung, mehr Selbstverwirklichung, mehr Rechte – die geben die meisten Männer nämlich leider nicht freiwillig auf.

RIKE DRUST VON @KINSTABUCH, AUTORIN UND FEMINISTIN

Für uns Frauen und Mütter im Bereich Barrierefreiheit und Inklusion wäre es so wichtig, dass wir endlich gesehen werden und man an uns denkt. Es sollte selbstverständlich sein, dass Schulen und Kindergärten endlich alle barrierefrei sind, und dass Menschen mit Behinderungen ebenso vollwertige Mitglieder der Gesellschaft sind und nicht durch Vorurteile oder realitätsfremde Gesetze behindert werden.

JU HAHN, BLOGGT ALS »WHEELYMUM« ÜBER IHR LEBEN ALS ZWEIFACHMUTTER IM ROLLSTUHL

Ich wünsche mir eine Gesellschaft, in der alle gleichberechtigt sind: Frauen und Männer, alle Religionen, Hautfarben und sexuelle Gesinnungen. Vielfalt ist ein Geschenk, wird aber leider bis heute nicht als solches angesehen. Weder in meiner direkten Umgebung noch in den Medien und auch nicht global. Ich wünschte mir, dass alle Kinder dieser Erde so aufwachsen dürfen, dass sie sich im Zweifel immer für die Liebe entscheiden und nicht für den Hass.

REBECCA LINA, DIE SCHAUSPIELERIN UND UNTERNEHMERIN
BLOGGT ALS »ELFENKINDBERLIN« AUCH ÜBER ALLTAGS-RASSISMUS

»Meine Güte, wir können es nicht besser!«

Desaströse Nachmittage voller Stress und Genervtsein hat auch Lehrerin und Autorin Heidemarie Brosche etliche erlebt. Heute sind ihre Kinder erwachsen, und sie kann uns Mut machen, denn in Erinnerung bleiben am Ende ganz andere Situationen …

Liebe Mütter, die ihr derzeit kämpft, wie ich es viele Jahre getan habe!

Vielleicht fragt ihr euch, warum ich meinen Brief ausgerechnet mit einem so unschönen Wort wie »kämpfen« beginne, aber mir ist tatsächlich kein angemesseneres in den Sinn gekommen.

Ja, wir Mütter kämpfen in vielerlei Hinsicht.

Wir kämpfen mit unserem schlechten Gewissen, weil wir irgendwie immer befürchten, zu wenig Zeit für die Kinder zu haben und vor lauter Kindern die Arbeit zu vernachlässigen, mit der wir unser Geld verdienen, und weil es zu Hause meist nicht so aussieht, wie es aussehen sollte, und weil wir selbst vor lauter Kämpfen öfter mal nicht so aussehen, wie wir aussehen wollten.

Wenn wir einen Mann an der Seite haben, der sich die Arbeit partnerschaftlich mit uns teilt, kämpfen wir mit dem Gefühl, dass er an seine Grenzen stößt, weil er beruflich ja auch eingespannt ist und – um ein zufriedener Mann zu sein – mehr Zeit für sich selbst brauchen würde. Vor allem aber kämpfen wir mit ihm, weil so leicht das Gefühl da ist, dass es ungerecht zugeht in einer Partnerschaft, und weil sich so leicht alles hochschaukelt, wenn zwei Menschen unter Druck sind.

Wenn wir einen Mann an der Seite haben, der in die konsequente Rollenumkehrung eingewilligt hat und komplett zu Hause bleibt, kämpfen wir mit dem Gefühl, er könne uns im Innersten doch verübeln, dass er auf all das verzichtet, worauf Frauen so oft verzichtet haben und verzichten: berufliche Herausforderung, berufliche Anerkennung, berufliche Weiterentwicklung. Außerdem kämpfen wir mit den Reaktionen unserer Umgebung, in der zwar alle sehr modern sind, aber so viel Konsequenz dann doch befremdlich finden.

Wenn wir einen Partner haben, bei dem – aus welchen Gründen auch immer – die Hauptlast an Kindern und Haushalt an uns kleben bleibt, kämpfen wir mit dem Gefühl, dass wir selbst an unsere Grenzen stoßen, weil wir beruflich ja auch eingespannt sind und – um eine zufriedene Frau zu sein – mehr Zeit für uns selbst brauchen würden. Und so kämpfen wir am Ende auch noch mit Verbitterung und Groll dem Partner gegenüber.

Wenn wir unsere Kinder alleine großziehen, kämpfen wir mit dem Gefühl der Überforderung und mit der Sorge, dass die Kinder am vaterlosen Aufwachsen Schaden nehmen.

Und neben alledem kämpfen wir eben auch mit unseren Kindern, die wir so sehr lieben. Wir kämpfen mit ihren Ansprüchen, mit ihren Launen, mit ihren Forderungen, und wissen doch, dass Kinder halt nun mal Bedürfnisse haben, die nach Erfüllung lechzen. Verhalten wir uns bedürfnisorientiert, kämpfen wir mit der Sorge, *zu* sehr auf die Bedürfnisse der lieben Kleinen einzugehen, sie schlecht aufs Leben vorzubereiten. Pfeifen wir gelegentlich auf die Bedürfnisse unserer Kinder, weil wir gerade selbst wichtige Bedürfnisse haben oder weil eine – uns wichtige – Grenze überschritten wurde, und geben wir unserer Missstimmung lautstark Ausdruck, indem wir das tun, was auf der Shitliste der modernen Pädagogik steht und sich »schimpfen« schimpft, kämpfen wir mit der Sorge, als Mutter Schiffbruch zu erleiden und die Seelen unserer Kinder mit in den Abgrund zu reißen.

So, und jetzt komme ich endlich zum Anlass für diesen Brief. Eine Situation aus meinem Mutterleben tauchte kürzlich aus den Tiefen der Erinnerung an die Oberfläche: Ich war zum ersten Mal wieder beruflich für ein paar Tage unterwegs, meine zwei kleinen Kinder waren zu Hause geblieben ... und plötzlich überfiel mich eine derartige Sehnsucht nach meinen Kindern, dass mir in der fremden Stadt die Tränen in die Augen schossen. Ich schimpfte mich in Gedanken eine vom Ehrgeiz zerfressene, dumme Kuh. Da näherte sich der Bushaltestelle, an der ich gerade mit Selbstzerfleischung beschäftigt war, eine Mutter mit zwei Kindern, etwa im Alter meiner Jungs. Im Innersten verübelte ich ihr, dass sie das hatte, was mir gerade so sehr fehlte: die geliebten Kinder. Doch kaum standen die drei neben mir, begann ein Gezeter, das seinesgleichen suchte, mir aber nicht unbekannt war: Die Kinder stritten miteinander, die Mutter stritt sich mit den Kindern, die Stimmung wurde schlecht und schlechter, alle waren schrecklich genervt. Und ich schwor mir: Dieses Gefühl von Kostbarkeit, das ich gerade so intensiv gespürt habe, das muss ich mit nach Hause nehmen!

Na ja, ich habe es mitgenommen, aber oft genug nicht abgerufen. Ich habe weiterhin gestümpert, war gereizt, genervt, gestresst – den kostbaren Wesen gegenüber, die mir so sehr gefehlt hatten.

Ein kleines Trostpflaster hilft mir bis zum heutigen Tage: Ich habe mein Verhalten recht oft reflektiert, ich habe ehrlich versucht, mich am Riemen zu reißen, und ich habe mich entschuldigt. Nicht einmal, sondern viele Male. Aber immer nur dann, wenn es mir nötig schien.

Liebe Mütter also, die ihr kämpft, wie ich gekämpft habe, versucht es! Versucht, das mit dem Muttersein so gut wie möglich hinzukriegen! Aber nehmt es euch nicht so schrecklich übel, wenn ihr immer wieder hinter euren eigenen Erwartungen zurückbleibt!

Meine Güte, wir können es nicht besser! Und jede Einzelne von uns kann es auf ihre höchstpersönliche Art nicht besser!

Es muss ja nichts Schreckliches passieren, wenn wir vieles nicht so gut und manches richtig schlecht machen! Ich spreche aus Erfahrung: Noch heute – aus den zwei sind irgendwann drei Kinder geworden, die inzwischen längst erwachsen sind – überkommen mich anfallsweise Schuldgefühle angesichts der Erinnerung an mütterliche Fehlleistungen von ehedem. Ich kann nicht anders, ich muss die Jungs manchmal fragen: »War es sehr schlimm?« Und jetzt kommt's: Das meiste wissen sie nicht mehr! Na ja, manches schon noch. Aber sie gehen erfreulich gnädig damit um. Sie lachen über ihre Schandtaten von damals und über meine. Dann lachen wir gemeinsam. Ich mit nicht ganz symmetrischen Mundwinkeln. Aber doch froh.

Froh vor allem auch darüber, dass ab und zu und völlig unerwartet Botschaften wie diese kommen: »Wenn ich in dem alten Bilderbuch blättere, höre ich in meinem Kopf deine Stimme, wie sie vorliest. Das ist cool.« Oder »Ich schick dir den Link zu diesem alten Lied. Es hat mich so daran erinnert, wie schön das war, wenn ich früher ins Wohnzimmer gekommen bin und du hast diese Musik gehört.«

Tja, da könnten mir schon wieder die Tränen in die Augen schießen, weil das mit dem Vorlesen und dem Musikhören und dem so selbstverständlichen Beieinandersein jetzt vorbei ist. Aber wie ich mir immer alles von der Seele schreibe – als angehende Autorin bekam ich das größte Lob ausgerechnet für eine Glosse über einen desaströsen Nachmittag mit meinen Süßen – schreibe ich auch jetzt. Und zwar diesen Brief.

Ich hoffe, er tut euch so was von gut!

Heidemarie Brosche

AUF DEM SIEGERTREPPCHEN DES AUFREGENS

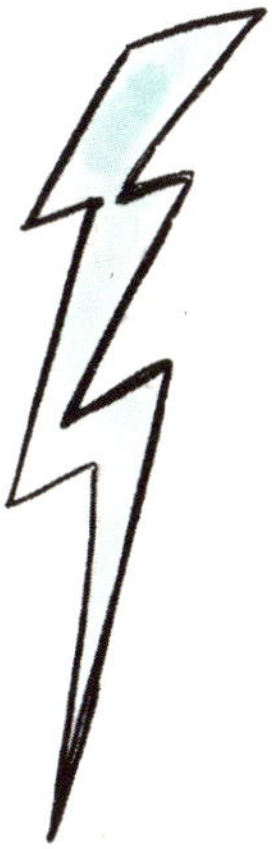

Nein, nur weil andere es schwerer haben, heißt das nicht, dass du nicht auch mal sauer sein darfst. Es gibt keine Jammerpolizei, die Knöllchen schreibt – wegen Falsch-Aufregens. Es gibt keine offizielle Nörgelbehörde, die ein Ranking aufstellt, wer sich am lautesten beschweren darf, kein Siegertreppchen des Aufregens. Jedes Leid darf sein. Jedes ist erlaubt. Deine Gefühle, dein Leben!

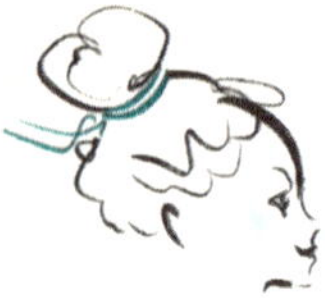

VON LISA

Ein Foto und seine Geschichte

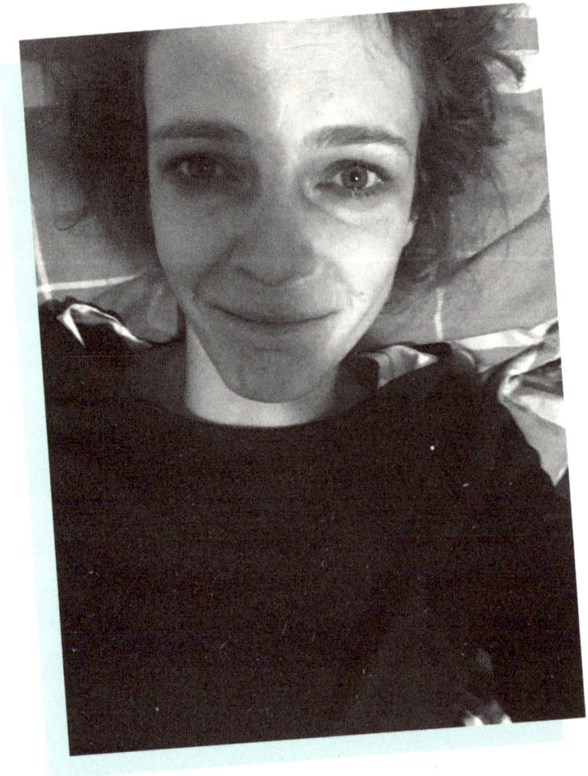

»Der Moment, in dem ich einfach losweinte. Mich auf mein Bett in unserem Schlafzimmer legte und die Tränen laufen ließ. Wie ein trockenes Blatt, das zu lang in der Sonne gelegen hatte und das bei der kleinsten Berührung zu Staub werden würde. So fühlte ich mich.

Ich weiß gar nicht, welche winzige Begebenheit das Fass zum Überlaufen gebracht hatte. Den ganzen Tag hatte ich mich krumm gemacht, war immerzu für alle da. Nichts hatte geschmeckt, meine Erklärungen reichten nicht aus, die Geschwister waren eh doof – und Mama? Die Doofste von allen.

Manchmal können wir das aushalten. Manchmal nehmen wir es uns zu Herzen. Ich fühlte mich in diesem Augenblick wie der Fußabtreter der Nation.

Immer alles geben und keinen Dank erwarten dürfen. Jede eigene Lebensminute für die anderen investieren und trotzdem nur Gegenwind kriegen. Das schlaucht. Und lässt uns ab und zu auch einfach mal verzweifeln. Und wütend werden auf alles und jeden.

Zu wenig Schlaf, zu viel Stress, zu viele offene To-dos, und unsere Welt gerät ins Wanken. Willkommen in der Sendung »Ich bin eine Mutter, holt mich hier raus!«

Ich habe immer wieder solche Momente, und meine Kinder wissen das. Sie haben eine Mama, die auch mal Wutanfälle hat – und die manchmal auch einfach nicht mehr kann und ein bisschen Liebe braucht. Es steht meinen Kinder zu, solche Momente zu haben, mir steht es auch zu, alle wissen das.

Das führt zu Momenten, in denen der Jüngste dann plötzlich vor mir steht, mich voller Mitgefühl anschaut und fragt, ob ich grad einfach mal einen Drücker brauche.

Und, oh ja, den brauche ich.

Komm mal her, du Herz, ich schluchze dir auf die Schulter. Diesmal aber vor Rührung.«

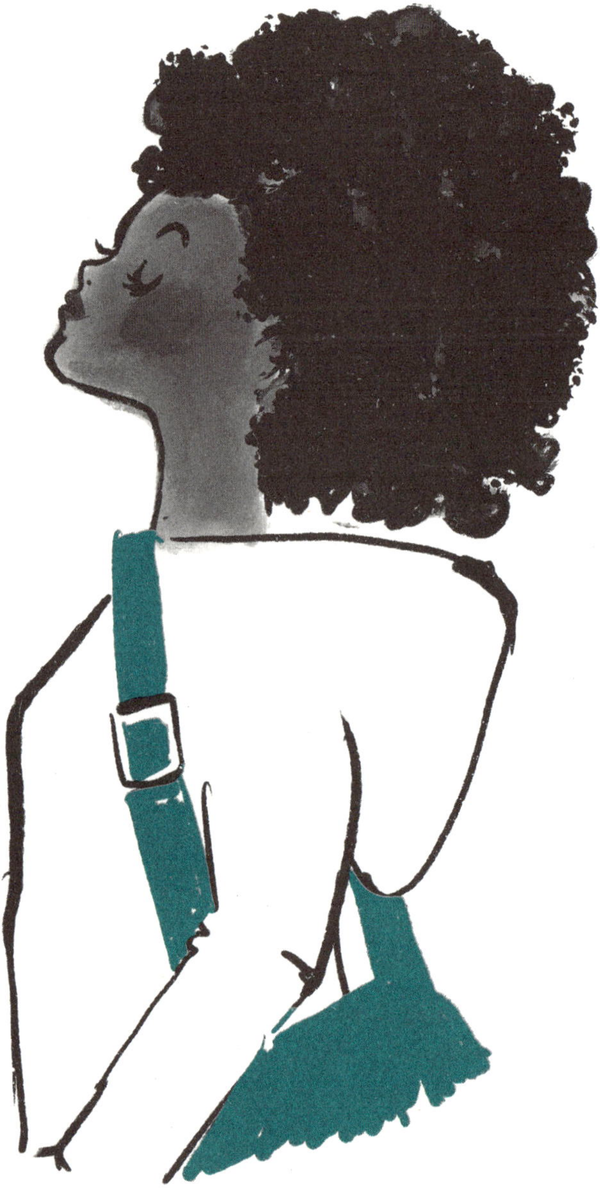

Wow, bin ich stark

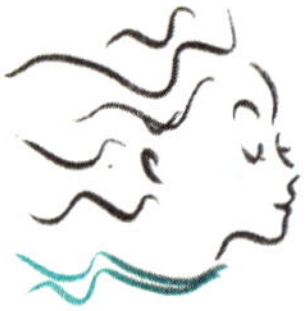

VON KATHARINA

Wie wir als Mütter über uns hinauswachsen

Nie hätten wir gedacht, was alles machbar ist, zu wie viel wir fähig sind! Hätte uns jemand vor den Kindern gesagt, wie wir demnächst unsere Tage, Nächte, Wochenenden und Ferien verbringen, hätten wir vermutlich milde gelächelt oder laut schallend gelacht. Wie soll denn das gehen? Es ist doch wirklich erstaunlich, was alles geht, wenn da diese ominösen Muttergefühle im Spiel sind ...

Da stand ich nun. In der Notaufnahme eines Berliner Krankenhauses. Zwei Uhr morgens in geblümter Schlafanzughose, Haarknödel auf dem Kopf und ohne BH unter dem T-Shirt. Mir gegenüber ein Arzt, der mir klarmachte, dass ich mit meiner Jüngsten stationär bleiben muss.

Obwohl ich ängstlich, müde und überfordert war, blieb ich ganz ruhig. Als ich mich kurz darauf neben mein Kind ins Krankenhausbett legte, dachte ich darüber nach, wie die letzten zwei Stunden abgelaufen waren.

Ein Pseudokrupp-Anfall. Diesmal aber viel heftiger. Rettungswagen anrufen. Die Babysitterin am anderen Ende der Stadt aus dem Bett klingeln, weil der Mann natürlich ausgerechnet jetzt in Österreich ist und irgendjemand auf die beiden Großen aufpassen muss. Schnell die wichtigsten Sachen in einen Beutel gestopft, dann das Blaulicht.

Alles Entscheidungen und Abwägungen innerhalb von Sekunden. Absoluter Autopilot, stark sein für das Kind. Löwenmutter, Mega-Fokussierung, wenn es wirklich darauf ankommt. Wow, bin ich stark.

Manchmal muss ich darüber lächeln, welche Anforderungen mich früher ins Wanken brachten. Ich fühlte mich gestresst, wenn mehrere Menschen gleichzeitig etwas von mir wollten. Wenn ich Anträge ausfüllen sollte, bei denen ich die Hälfte nicht verstand. Ich brauchte meinen Schlaf, Auszeiten, Bedenkzeit, um zu funktionieren.

Ich ließ mich schnell verunsichern, wollte, dass alle meine Entscheidungen verstehen und möglichst auch gut finden. Ich hatte keine rechte Lust auf Konfrontation, gab deshalb oft nach, auch wenn das hieß, dass ich Dinge tat, hinter denen ich eigentlich nicht stand. Das ist heute anders.

Ich spüre heute eine tiefe Kraft in mir. Das erste Mal nahm ich diese während der Geburt wahr. So eine krasse Ausnahmesituation, in der wir alle mental und körperlich über uns hinauswachsen. Seitdem wächst diese Kraft, weil ich merke, dass ich mich auf meine Gefühle und Instinkte verlassen kann.

Ich bin heute stark genug, auch nein zu sagen. Zu Dingen, die mir nicht guttun, meinen Kindern nicht guttun, uns als Familie nicht guttun. Wir Mütter realisieren irgendwann, dass wir nicht Everybody's Darling sein müssen. Dass wir unseren eigenen Weg finden werden, der zu uns passt.

Die Schwiegereltern finden, dass wir zu früh in den Job zurück sind? Und die beste Freundin sagt, sie findet unsere Erziehungsmethoden zu lasch? Natürlich können sie der Meinung sein, aber wir entscheiden, in welcher Form wir Familie leben wollen.

Ich bin mir sicher, die Quelle dieser inneren Kraft ist die Liebe zu unseren Kindern. Für sie würden wir alles tun, für sie kämpfen wir. Auch wenn wir sonst manchmal zögern und zaudern: Wenn es um die Kids geht, sind wir total klar. Sie sind wichtiger als alles andere für uns.

ES GIBT AUCH POSITIVEN EGOISMUS! WIR MÜSSEN DAS WORT EINFACH NUR NEU BESETZEN!

Viele Frauen, die früher eher konfliktscheu waren, haben nun kein Problem mehr mit unangenehmen Situationen, wenn sie finden, ihre Kinder würden ungerecht behandelt. Plötzlich sind sie das Schutzschild, auf dem steht: »Du musst erst mal an mir vorbei, Freundchen.« Wir Mütter nehmen es mit allem und jedem auf, wenn es sein muss.

Und weil das Beste ja immer zum Schluss kommt: Wir stehen endlich mehr für uns selbst ein. Fordern Freiräume für uns, erweitern unsere Grenzen.

Wir wissen, was wir beruflich wert sind und was wir können. Trauen uns, unsere Fähigkeiten auch angemessen bezahlen zu lassen. Und lehnen Aufträge ab, die uns mehr Zeit und Nerven kosten, als dass sie Geld und Wissen bringen.

Wir lassen uns längst nicht mehr von Kleinigkeiten aus der Ruhe bringen wie damals – und diese Stärke, die nimmt uns keiner mehr. Weil wir durch die Kinder mittlerweile sehr genau wissen, worauf es ankommt. Weil wir schon so viele schwierige Situationen gemeistert haben.

Wir sind keine beeinflussbaren, jungen Dinger, die nach irgendjemands Pfeife tanzen. Wir sind selbst die Kapellmeisterinnen. Wir trommeln wild, tanzen im Rhythmus, schütteln unsere Hüften und Haare. Wir beginnen und beenden die Musik, wenn es uns passt. Und vor allem haben wir keine Scheu mehr, laut und befreit das Lied unseres Lebens zu singen.

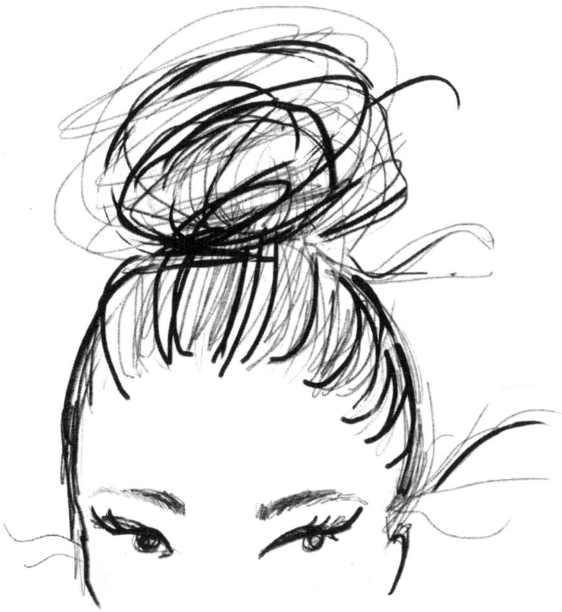

KERA TILL

»Ich verhandle im Job viel härter«

Kera Till gehört zu den angesagtesten Illustratorinnen und Modezeichnerinnen Deutschlands. Während sie für unser erstes Buch *»WOW MOM – der Mama-Mutmacher fürs erste Jahr mit Kind«* zeichnete, wurde sie selbst zum ersten Mal Mutter. Ihr Leben ist jetzt anders. Sie setzt klare Maßstäbe für Aufträge, seit sie dafür Zeit mit ihrem Kind hergeben muss.

Liebe Kera, du zeichnest nicht nur für dieses Buch, sondern auch für Vogue oder Faber Castell. Nun bist du Mutter geworden. Was hat sich seitdem im Job verändert?

Ich habe nach der Geburt meines Sohnes eigentlich keine Pause gemacht, sondern noch mehr gearbeitet als früher. Ich hatte Angst, dass ich durch die Mutterschaft nicht mehr mithalten kann, dass ich Auftraggeber verliere und meine berufliche Existenz bedroht ist. Und so habe ich sehr viele – im Rückblick vielleicht zu viele – Aufträge angenommen und bin oft an meine Grenzen gekommen.

Hattest du das Gefühl, dass ein Kind für deine Karriere hinderlich sein könnte?

Ja, das denke ich schon. Wenn mein Mann beruflich telefoniert und unser Kind quakt mal rein, dann finden das alle niedlich und sind begeistert, was für ein toller Papa er ist, weil er arbeitet und sich ums Kind kümmert. Wenn ich beruflich telefoniere und das Kind quietscht, wirkt das schnell unprofessionell. Ich wollte nicht, dass Kunden denken, man könne mir nun keine Projekte mehr anvertrauen, weil ich ein Kind habe.

Was hat sich an deinem Verhandlungs-Selbstbewusstsein getan?

Die viele Arbeit hat mir gezeigt, wie stark ich bin, wenn es drauf ankommt. Zuletzt habe ich begriffen, dass Zeit eine ganz wichtige Währung ist – vielleicht die wichtigste für uns. Deshalb achte ich jetzt sehr darauf, welche Aufträge ich annehme und dass sie sich lohnen. Außerdem sage ich all diese »Lass uns mal bei einem Kaffee über das Projekt quatschen«-Dates ab. Da kann man echt Kräfte sparen.

Wie erklärst du dir diesen neuen Mut bei dir? Hast du deine Prioritäten durch die Mutterschaft einfach neu gesetzt?

Ja, klar, ich frage mich nun immer: Ist dieser Auftrag es wert, dass ich dadurch weniger Zeit mit meinem Kind habe? Ich habe durch meinen Sohn ganz viel über Zeitmanagement, Effizienz und die Art, wie ich wirklich arbeiten will, gelernt. Und ich habe gelernt, härter zu verhandeln und auch mal nein zu sagen.

Traust du dich auch sonst im Leben mehr, seit du ein Kind geboren hast?

Ich fühle mich generell stärker und habe weniger Angst. Tatsächlich war ich vor der Geburt immer auf der Suche nach irgendwas – das hat sich nun erledigt. Ich bin angekommen und durch die Mutterschaft auf jeden Fall gewachsen.

VOM LOSLASSEN

Das Loslassen fällt uns auch deswegen so schwer, weil wir nicht nur unser Kind vermissen, sondern weil uns auch der Teil in uns fehlt, den wir nur in Beziehung zu diesem kleinen Menschen (er)leben. Der Teil, der eben nur uns beiden gehört. Kein Wunder also, dass so viele Eltern bei der Einschulung, beim ersten Schulweg allein oder beim Abschied zur ersten Klassenfahrt mit den Tränen kämpfen. Es ist nicht nur die Sorge. Es ist auch, weil ein Teil von uns aufbricht in die große weite Welt. Ihnen Wurzeln zu geben und Flügel. Das ist Stärke.

Wie jede Familie ihren ganz eigenen Weg finden darf

Frauke Ludwig ist Autorin, Dozentin, Trage- und Stillberaterin. Sie ist zudem Gründerin und Geschäftsführerin von Einfach Eltern®, Leiterin der Trageschule Hamburg® und Mitinitiatorin des Attachment Parenting Kongresses. Ihre zwei Töchter, sieben und zwölf, begleitet sie recht frei ins Leben.

Liebe Frauke, was gibt dir die Kraft, einfach dein eigenes Ding durchzuziehen und deinen Kindern zum Beispiel freizustellen, ob sie Hausaufgaben machen oder nicht?

Ich hatte das Glück, selbst schon so groß werden zu dürfen – vermutlich kann ich daher ganz anders vertrauen, dass aus Freiwilligkeit und einer ordentlichen Portion Liebe ein Mensch mit Resilienz, enormem Vertrauen in das Gute, Mut und viel Liebe entstehen kann. Ich habe mir in meiner Kindheit vorgenommen, mich als Erwachsene daran zu erinnern, wie es sich anfühlt, Kind zu sein. Ich weiß etwa immer noch sehr gut, wie doof ich es fand, wenn man mich aufgefordert hat, »mal wieder mein Zimmer aufzuräumen«. Selbst wenn ich das eigentlich gerade vorhatte, war mein Enthusiasmus von einer Sekunde auf die andere verschwunden.

Du sagst deinen Kindern so etwas nicht?

Sie dürfen Dinge aus sich heraus machen. Sogar fernsehen oder Naschis essen. Sie dürfen schon ziemlich lange darüber entscheiden, ob sie ihre Zähne putzen oder nicht – und das Verrückte ist: Sie machen es. Genauso erleben wir es mit den Hausaufgaben. Meine große Tochter macht sie, weil *sie* sich das so überlegt hat und nicht, weil ich sie dazu antreibe. Der kleineren Dame sage ich schon mal, dass es ganz schön wäre, wenn sie vielleicht mal ihre Hausaufgaben »ansieht«. Dazu sage ich aber auch, dass sie das selbst entscheiden soll und darf, ob sie das vor dem Spielen oder später macht. Ich möchte gerne, dass sie dieses Gefühl der Freiwilligkeit behalten.

Wie machst du dich frei vom Urteil anderer, von den Vergleichen unter Müttern?

Ich kenne – ehrlich gesagt – kaum jemanden, der meine Herangehensweise verurteilt. Wenn ich mit anderen Eltern darüber ins Gespräch komme, sind die meisten erstaunt, aber auch neugierig. Im ersten Moment können sie sich das für sich nicht vorstellen, und nach ein paar weiteren, späteren Gesprächen nehme ich oft mit, dass so mancher sein Belohnungssystem abgeschafft hat oder die Kinder plötzlich selbstbestimmt schlafen dürfen. Dann freue ich mich, dass sie sich Punkte aus meiner Lebensansicht angenommen haben. Beziehungsweise glaube ich fest, dass sie diese Ansicht eigentlich schon immer hatten, sich aber nicht getraut haben. Weil ihnen Hintergrundwissen und Vertrauen in ihre Kinder gefehlt hat.

Ist es nicht auch Stärke, sich mal schwach zu zeigen als Mutter?

Unbedingt! Meine Kinder wissen ganz genau, dass ich auch schwach bin und eben nicht immer stark! Wir leben alle sehr authentisch miteinander. Abends sind oft meine Reserven aufgebraucht, und wenn mein Zyklus dem Ende zugeht, dann bin ich manchmal eine tickende Zeitbombe. Damit gehe ich wirklich offen um und sage, dass es mir gerade schlecht geht, dass ich gerade nicht weiß, was mit mir los ist, und es mir sehr leidtut!

Das Wunderbare ist, dass meine Töchter sich mir gegenüber genau so verhalten. Sie explodieren, drehen auch mal am Rad, müssen wegen vermeintlicher Kleinigkeiten weinen und suchen danach aber den Kontakt zu mir. Wir können aufeinander zugehen, uns in den Arm nehmen und entschuldigen, weil ich das so vorlebe.

Verantwortung abgeben – zu sagen, hey, mach du das jetzt mal und ich lass es geschehen, obwohl das Ergebnis vielleicht nicht ganz so ausfällt, wie es ausgesehen hätte, wenn ich es selbst gemacht hätte. Auch für dieses Geschehenlassen braucht es Stärke, oder? Denn dann steht da halt noch der Abwasch in der Spüle.

Puh, da bin ich nicht ganz so gut drin, muss ich gestehen. Ich arbeite zu Hause und brauche um mich herum Ordnung, wenn ich schon so viel Chaos im Kopf habe und mehrere Unternehmen und Projekte gleichzeitig leite. Daher bin ich der Aufräum-Fuchs und erledige auch mal Sachen schnell selbst. Zum Beispiel schneide ich das Gemüse mal selbst klein, statt die Kinder mehr einzubinden. Das machen wir eher im Urlaub oder auch, wenn sie es selbst vorschlagen. Ich glaube allerdings, wenn ich es zuließe, meine Kinder würden ständig Schleim selbst machen und Kuchen backen, den ich dann essen müsste, etc. Da bin ich eher die doofe Mama, die da ganz authentisch keine Lust zu hat und durchaus Hilfe beim Aufräumen einfordert.

Nun tun sich im Laufe der Jahre in unserem Alltag als Mütter wieder Lücken auf. Einige bekommen gleich noch ein Kind, verlieben sich frisch oder erfinden sich selbst noch mal neu. Warum nutzen so viele diese Lücken, statt einfach mal die Füße hochzulegen? ;-) Woher kommt diese Kraft?

Ich glaube fest daran, dass wir gerne vergessen, wie anstrengend die ersten Jahre mit Kindern sind. Das hat die Natur geschickt angestellt, sonst gäbe es vermutlich nur ein Kind pro Menschenpaar. Zudem erinnern wir uns am liebsten an die besonderen Momente, die niedlichen Babyfüße, das Lächeln am Morgen, so dass wir den Rest einfach ausklammern, und es geht wieder von vorne los. Ich kenne das zu gut von mir selbst. Die beiden Kinder sind jetzt so groß, dass alles mehr als einfach ist, und ich versuche derzeit täglich, meinen Mann zu überreden, doch noch ein Baby zu bekommen. Verrückt bei all der Arbeit und dem Wissen, wie heftig das sein kann – aber eben auch wundervoll und menschlich.

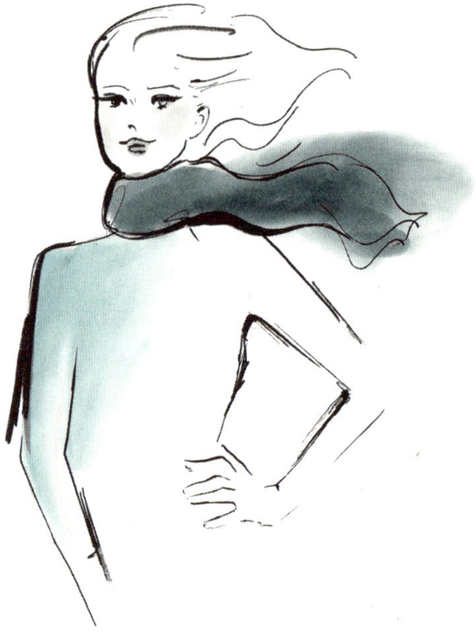

Stellenanzeige für den wohl wichtigsten Job der Welt

Sie suchen eine nie da gewesene Herausforderung in Ihrem Leben? Sie wollen Führungskraft werden? Dann sind Sie bei uns ganz genau richtig.

Was wir bieten

- Absolute Freiheit in der Ausführung
- Flexibler Arbeitsort
- Abwechslungsreiche Tätigkeitsfelder
- Dauerhafte Weiterentwicklung der eigenen Skills
- Junges Team

Was Sie erwartet

- Große Verantwortung
- Strategische Kommunikation
- Maximalflexibles Denken
- Krisenmanagement
- Körperliche und geistige Nähe
- Die größte Liebe Ihres Lebens

Was wir erwarten

- Keinen Abschluss
- Nicht zwingend Erfahrung
- 24/7 Erreichbarkeit
- Keine Pausen, Wochenenden, Feiertage oder Urlaubsansprüche
- Kein Gehalt
- Kündigung nicht möglich

Bewerben Sie sich jetzt!

Werden Sie Mutter! Ob durch Geschlechtsverkehr, In-vitro-Behandlungen, Pflegestellen oder Adoptionsverfahren – die Ansprüche im Job selbst bleiben dieselben.

VERA SCHROEDER

Von der Akzeptanz, nicht alles selbst lenken zu können

»›Ich kann nicht alles haben‹ heißt auch: Ich muss nicht alles haben«, findet Vera Schroeder, die für die Süddeutsche Zeitung schreibt und hier sehr persönliche Einblicke in ihre wachsende Stärke als Mutter gibt, um Situationen so zu nehmen, wie sie sind.

Die Kinder, die mich in meinem Muttersein am stärksten geprägt haben, sind die Kinder, die ich nicht bekommen habe. Denn durch sie habe ich gelernt: Mein eigener Einfluss ist marginal. Die Kunst besteht im Loslassen. Im gut sein lassen. Und darin, zu vertrauen.

In meinem Schlafzimmer an der Wand hängt ein Bild, das mir eine Freundin in der schwierigsten Phase meines Lebens geschenkt hat. Darauf zu sehen sind vier hübsch gezeichnete Vögel, Kraniche. Ein weißes Vogelpärchen pickt im Vordergrund am Boden nach Nahrung. Darüber, auf einem Busch, sitzt ein roter Vogel, der das pickende Paar beobachtet. Und im Hintergrund, noch klein, fliegt ein vierter Kranich, auch ein roter, entfernt durch die Lüfte. Vielleicht, so sieht es aus, will er irgendwann bei den anderen Vögeln landen.

»Die weißen Vögel, das seid ihr Eltern«, sagte die Freundin. Der rote Große, das sollte unser erster Sohn sein, damals vier Jahre alt. Und der Vogel im Hintergrund: »Das ist das Kind, das ihr euch so dringend wünscht.« Also das Kind, das einfach nicht zu uns kommen wollte. Das wir immer wieder verloren. Drei frühe Fehlgeburten lagen zu dieser Zeit bereits hinter uns. Zwei weitere sollten folgen. Ich hatte schon gelernt, wo man in der Tagesklinik zur Ausschabung am besten parkt und dass ein Schwangerschaftstest manchmal Wochen braucht, um nach einem Abgang wieder negativ zu werden. Dass man sich gegen das Traurigsein auch nicht schützen kann, indem man versucht, sich vorher nicht zu freuen.

Vom Kinderwunsch, obwohl schon Kinder da waren

Dazu kam ein Schuldgefühl: Warum konnte ich nicht einfach zufrieden sein, schon ein super Kind zu haben? Wie ungerecht und egoistisch war es ihm gegenüber, dauernd in Sehnsucht und Traurigkeit festzuhängen? Wie kann das Gefühl, jemanden zu vermissen, den man noch gar nicht kennt, manchmal stärker sein als die Freude über die Menschen, die da sind? Darf ich mich einer Selbsthilfegruppe für Frauen mit Kinderwunsch anschließen, wenn die alle noch gar kein Kind haben – und ich »nur« das zweite so arg vermisse?

Doch das Schicksal meinte es gut mit uns. Nach fünf harten Jahren wurde mittels ICSI unser zweiter Sohn geboren. Ein Jahr später purzelte wie durch ein Wunder noch ein dritter hinterher. Die Situation war emotional verrückt: Ich saß inmitten meiner Kinderschar und konnte immer wieder nicht begreifen, dass das wirklich meine war. Weil mein Kopf gar nicht hinterherkam, meine Selbstwahrnehmung als »so gut wie unfruchtbar« mit dem neuen Bild von mir als Dreifachmutter in Einklang zu bekommen.

Was als prägendes Gefühl aus den Jahren des unerfüllten Kinderwunschs blieb, was ich wirklich jederzeit wieder abrufen kann, ist hingegen die Ohnmacht. Die Ohnmacht – und die andere Seite der Ohnmacht: die Demut und die Dankbarkeit. Diese Gefühle haben mich als Mutter, aber auch als Freundin, als Journalistin, als Tochter oder Schwester nachhaltig verändert.

Drei Dinge, die mich diese Zeit gelehrt hat:

Erstens: Man kann nicht alles haben im Leben. Klar, man kann es schon versuchen. Aber man hat es nicht in der Hand. Die Dinge, die, egal wie sehr man sich anstrengt, nicht in der eigenen Machbarkeit liegen, sind viel mehr, als man in der »Ich erobere die Welt!«-Phase denkt. Das Schicksal, der liebe Gott, die Chefin, die aktuelle Eizelle, die nächste Pandemie: Alles kann anders kommen, als man denkt, und damit die eigenen Pläne zunichtemachen.

Zweitens: Das ist nicht schlimm. Im Gegenteil. Hat man das Prinzip »You can't have it all« verstanden, gibt es die Chance lockerzulassen. »Man kann nicht alles haben« heißt nämlich auch »Man muss nicht alles haben«. Und: »Freue dich an dem, was ist.« Es gibt Phasen, in denen es das Leben gut mit einem meint. In denen kann man üben, wie sich Vertrauen anfühlt, wie man also mit dem Ungewissen umgehen und sich ihm gewachsen fühlen kann. Und dann gibt es Phasen, in denen die Dinge nicht gut laufen. Das sind die Zeiten, in denen man aufpassen muss, Vertrauen nicht komplett zu verlieren.

Die Erfahrung, entscheidende Dinge des Lebens nicht bestimmen zu können, hat mir als Person, die immer alles sehr gern kontrollieren will, den Stecker gezogen. Besonders deutlich merke ich das mit den Kindern. Die Perspektive »Ich kann es eh nicht bestimmen« ist für mich eine entspannende Elternhaltung. Nicht bestimmen heißt zu genießen, was da ist und von den Kindern selbst kommt. Zu unterstützen, zu lieben, zu-

zuhören – statt anzutreiben und zu kontrollieren. »Ich kann nicht alles haben« heißt, eigene Vorstellungen davon, wie die Kinder zu sein haben, was sie können sollen, mögen sollen, lernen müssen, gar nicht erst aufkommen zu lassen. Klingt banal, ist es überhaupt nicht.

Und drittens: Das Leben besteht trotzdem aus Entscheidungen. Es ist eine Entscheidung, nach der fünften Fehlgeburt in eine Klinik zu gehen und sich künstlich befruchten zu lassen. Genauso wie es eine Entscheidung ist, sich als Paar die Elternzeit zu teilen – oder eben nicht.

Entscheidungen haben Konsequenzen oder anders formuliert: Der Mut, Entscheidungen zu treffen, wird zum Glück ganz oft belohnt. Die Entscheidung, weniger zu arbeiten, um mehr für die Kinder da zu sein, wird mit Familienzeit belohnt. Die Entscheidung, die Elternzeit zu teilen, mit der Chance auf mehr Gleichberechtigung. Die Entscheidung, viel zu arbeiten, bringt Geld, Ruhm und Unabhängigkeit, aber vielleicht ein tägliches Sehnen nach mehr Familienzeit.

Selbstverständlich gibt es Situationen, in denen Entscheidungen weniger frei getroffen werden können. Natürlich lohnt es sich, in diesen Bereichen zu kämpfen, gerade für uns Frauen. Aber man darf sich auch dazu entscheiden, es locker angehen zu lassen. Es ist spannend, was genau dann passiert.

Vom Vertrauen in meinen inneren Kompass

Wenn ich also darüber nachdenke, was mich mein Muttersein gelehrt hat, dann ist es das Vertrauen auf einen inneren Kompass, der mir anzeigt, wann es sich lohnt, Entscheidungen zu treffen. Immer öfter traue ich mich aber auch, einfach abzuwarten. Das Timing, in dem ich mein Leben führe, hat sich verändert. Das Jetzt scheint mir wichtiger, die Zukunft unausweichlich, die eigene Vergänglichkeit auch. Meine »Sandkornhaftigkeit« wird mir immer wieder bewusst, und was für ein unverschämtes, unglaubliches Glück ich hatte.

Ach ja, das Bild an der Wand. Jahrelang habe ich es etwas entfremdet betrachtet. Schließlich war das dritte Kind nicht drauf. Ich fand es immer noch schön, aber es hatte nicht mehr diese symbolische Kraft, die es in der traurigen Phase damals entwickelte. Dann dachte ich lange nicht mehr über das Bild nach. Bis ich vor einem halben Jahr, mit 43 Jahren, vollkommen überraschend und für uns alle unbegreiflich, noch ein Baby bekam.

Eines Morgens lag ich auf dem Bett, stillte das Kind und blickte in Richtung der Vögel. Da sah ich es: Das Bild zeigte gar nicht uns als komplette Familie. Das Bild zeigte die neue Generation. Vorne, die beiden weißen Vögel, die engen Mittelkinder. Der große rote, mein Ältester. Und hinten, ebenfalls mit roten Federn, das Kleinste. Ich liebe das Bild mehr als je zuvor. Es zeigt die Kinder, wie sie hoffentlich die längste Zeit ihres Lebens sein werden. Stark. Schön. Miteinander. Und ohne mich. Das ist okay.

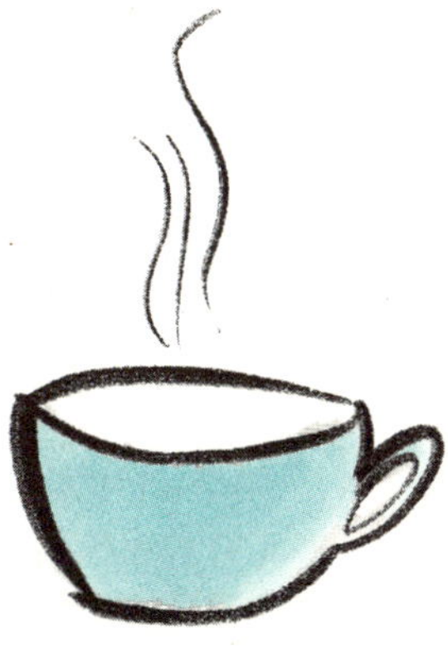

VON KATHARINA

Ein Foto und seine Geschichte

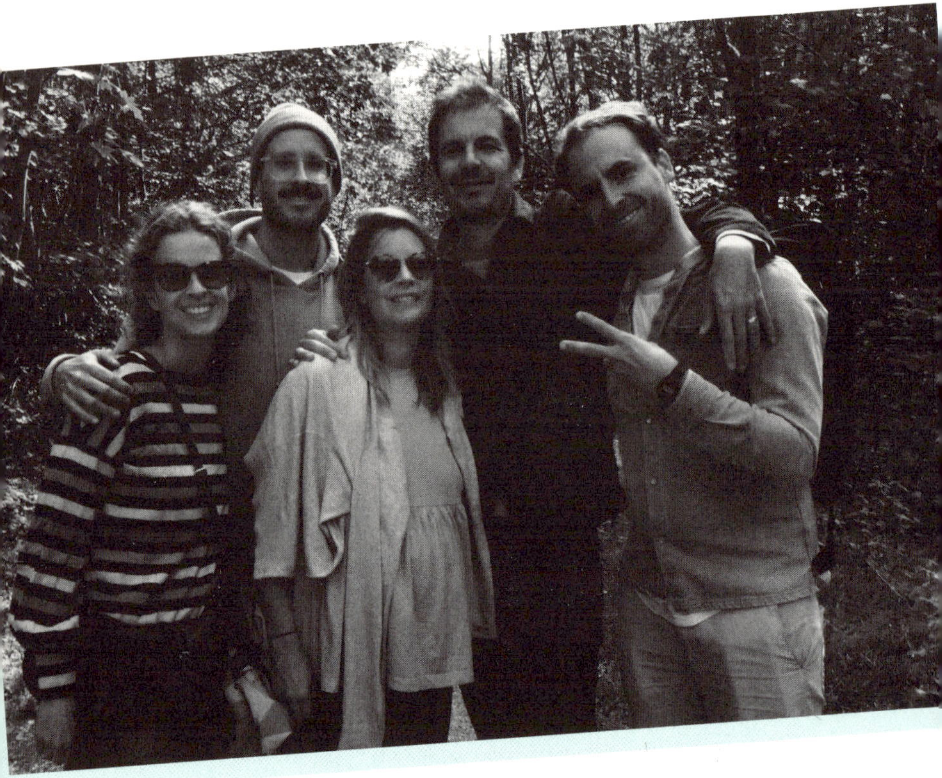

»Es gibt eine Szene, die meine kleine Schwester gern erzählt, wenn wir gefragt werden, wie wir uns als Kinder verstanden haben: Immer wenn meine Mutter mich dazu verdonnert hatte, meine drei Jahre jüngere Schwester mit zu Freundinnen zu nehmen, sollte meine Schwester den ganzen Weg dorthin mindestens zehn Meter hinter mir laufen und mich nicht ansprechen. Bei meiner Freundin angekommen, musste sie sich in die Ecke des Zimmers setzen und durfte nur zuhören, nicht mitspielen.

Tja, rückblickend finde ich mich auch fies, damals war ich einfach nur von meinem Geschwister-Anhang genervt. Ich bin mit drei Brüdern und einer Schwester aufgewachsen, die Aufmerksamkeit der Eltern musste man sich also hart erkämpfen. Bei uns gab es Futterneid, Prügeleien, wir haben Türen geknallt, uns gegenseitig erzogen.

Heute weiß ich: Das alles hat mich in meiner Persönlichkeit sehr geprägt, all die Konflikte, aber auch all die schönen Momente. Meine Geschwister haben mich stark gemacht und tun es bis heute. Ich weiß, dass jeder von ihnen zu jeder Tages- und Nachtzeit alles stehen und liegen lassen würde, wenn ich in Not wäre. Wenn ich Rat brauche, rufe ich einen von ihnen an. Wenn ich mich auskotzen muss, tue ich das per WhatsApp im Geschwister-Chat.

Dieses Foto entstand auf einem Geschwister-Wochenende. Wir treffen uns nämlich regelmäßig zu fünft (oder in den unterschiedlichsten Konstellationen) – oft auch ohne Partner und Kinder. Die Stammfamilie sozusagen. Dann sitzen wir stundenlang zusammen, quatschen jeden von uns durch und gehen dabei im Laufe des Tages von Kaffee auf Bier über. Wir blödeln rum, erzählen uns Geschichten von früher, reißen Insider-Gags.

Solche Treffen machen mir Mut, dass meine Kinder später auch freiwillig Wochenenden miteinander verbringen – egal, wie viel sie sich heute streiten. Dass sie später dieses Band untereinander spüren, das auch mich und meine Geschwister verbindet. Diese wunderbare Gewissheit, dass da vier Menschen sind, denen es egal ist, was ich leiste, was ich verdiene, wie ich aussehe. Die mich einfach lieben, so wie ich bin. Und zwar seit meinem ersten Atemzug und für immer.«

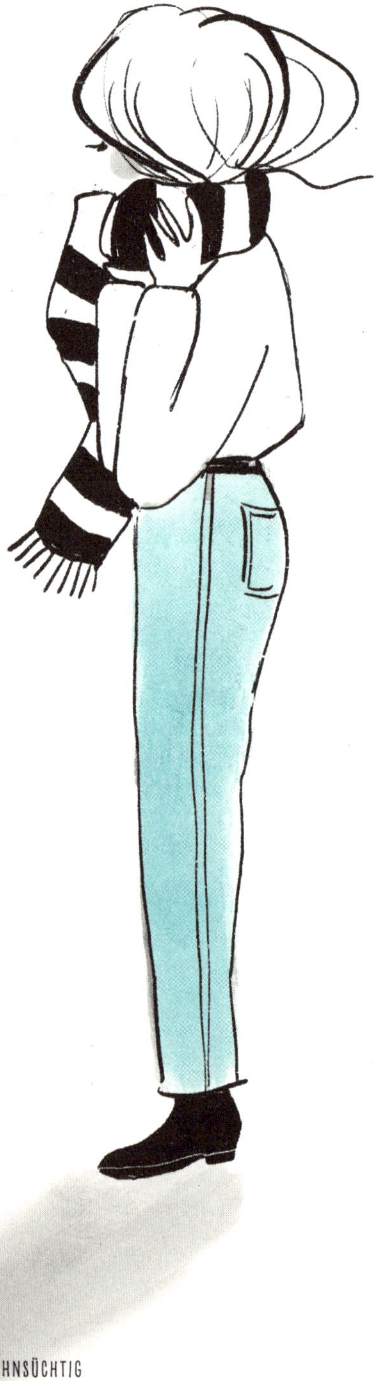

Wow, bin ich sehnsüchtig

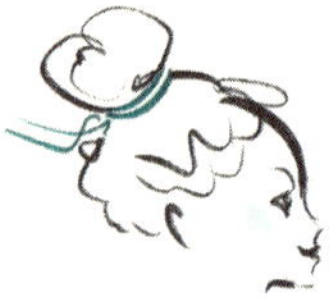

VON LISA

Wenn die Lebenssehnsucht in den Familienalltag bricht

Ab und zu haben wir in unserem Leben das Gefühl, etwas zu verpassen. So als stünden wir an einem Fenster und sähen draußen das bunte Leben treiben, während wir gerade selbst nicht teilnehmen können. Manchmal lässt uns das melancholisch werden. Dabei sind all diese Gedanken nicht nur normal, sondern auch wichtig und wunderbar. Denn sie zeigen uns, was wir wirklich wollen und brauchen in unserem Leben. Ein wunderbarer Wegweiser auf der Reise zurück zu uns selbst.

Du kennst das doch auch, oder? Da sitzt du zwischen Spaghetti- und Backfischresten am Mittagstisch, die Kinder haben sich zum »Chillen« nach oben verkrümelt (machen Teenies wirklich, ich schwöre) und du hast dein halb kalt gewordenes Käffchen vor dir stehen und scrollst dich durch die Timeline deines Social-Media-Accounts. Es wird dir Werbung von einem Skigebiet angezeigt, über das du grad mit der Tochter gesprochen hast, weil sie da in wenigen Wochen auf Klassenfahrt hinfährt *(Hallo Facebook, schön, dass du mithörst!)*, und du siehst lachende Gesichter und Sonne, Schnee, Berge und Freiheit und denkst: fuck.

Draußen regnet's bei acht Grad, die Kinder haben lieber Eis gegessen als die Tomaten-Mozzarella-Kreation, jetzt hocken sie wieder vor ihren Geräten, und du hast nur dein Homeoffice im Wohnzimmer. Siehst nichts anderes als diese Sofalandschaft, und sie waren wenigstens in der Schule, draußen, unter Menschen. Dein Bewegungsradius hingegen hat heute knapp 10 m^2 ausgemacht. Und jetzt ist auch noch Freitag, aber du wirst heute Abend keine Freunde treffen, weil deine Stirnhöhlen wieder dicht sind von den Kinderviren.

Und gleich ist eh Training und morgen Spiel und übermorgen Turnier, und ein Geburtstagsgeschenk braucht's auch noch für die Kinderparty am Samstag und ... der Tag fließt dir durch die Finger. *Zieht da draußen eigentlich grad das Leben an mir vorbei?*

Und dann googelst du Urlaube mit Kindern, weil du doch in den letzten Ferien schon überhaupt nicht rausgekommen bist und nur aufgeräumt hast und gekocht und eingekauft und Krümel gesaugt hast. Und du schaust dir Reiseziele für den Sommer an und für den Herbst und träumst dich weg und sehnsüchtelst nach einer Weltreise, einfach weg, Input, Erlebnisse, Spannung. Kurz darauf kommt wieder eine Mail mit einer Hiobsbotschaft, und dann kommt ein Termin, bei dem es Missverständnisse gibt. Auch das noch! Deine Stimmung ist grad eh so trüb, und nächste Woche ist doch Mathearbeit, und joggen kannst du auch nicht mal, weil blöde Erkältung, und huch, musst du nicht jetzt leben, statt auf irgendetwas hinzuarbeiten? Lässt du dich gerade ausbremsen von den Umständen, in denen du lebst? Solltest du nicht weiter flexibel sein, auch wenn das ungemütlich werden kann?

RADFAHREN VERLERNT MAN NICHT, GENAUSO WENIG, WIE UNSER GEHIRN DIE FRAU VERGISST, DIE WIR VOR DER GEBURT WAREN. SIE IST NOCH DA.

Willst du auf dem Land leben oder in der Stadt? Warum gibt's eigentlich so viele bescheuerte Sexisten im Netz? Und oh, willst du vielleicht noch mal was Neues probieren beruflich? Ach, und kannst du der Tochter mit acht Jahren erlauben, den Weg zum Sport allein zu gehen? Kümmern wir uns genug, kümmern wir uns zu viel, finden wir den goldenen Mittelweg? »Boah Mama, 13-Jährige haben halt keinen Bock, immer alles mit ihren Eltern zu machen.«

Ist es gut, Zwillinge in der gleichen Klasse zu haben, wenn dann der Vergleich der Noten doch ein direkter ist? Ist es überhaupt die richtige Schule? Und boah, sind die schon groß und selbständig! Sehnst du dich jetzt wirklich grad in die Kleinkindzeit zurück, als alles noch kuschelig und niedlich war und ohne Schweiß und Pickel und Rebellentum?

Und braucht das eine Kind ein Hobby und das andere vielleicht weniger Termine, um sich auch mal zu verabreden? Und dürfen die Kinder auch mal 'nen Tag rumgammeln und nichts tun, ohne auch nur einen einzigen Atemzug frische Luft zu bekommen? Und essen sie eigentlich gesund genug? Und wieso verwüsten sie die Zimmer eigentlich so? Und wäre nicht auch ein Instrument toll?

**FAMILIE IST ...
WENN DU GENAU WEISST,
WER DIE TREPPE RUNTERKOMMT,
OHNE HINSEHEN ZU MÜSSEN.**

Kommt, wir fahren am Wochenende mal raus in die Stadt! NEIIIIIIIIIIIIN. Auf keinen Fall. Öööde. Der eine will jenes und der andere das, und am Ende hat immer einer schlechte Laune im Bedürfnisbefriedigungsbingo. Und das Essen ist eklig, und zum Familientag geh ich schon gar nicht, und wieso musst du am Nachmittag doch noch arbeiten? »Mama, und waaah, immer hängst du am Handy! Und ALTER, Mesopotamien! Da kam doch Jesus her. Nein, Abraham, du Vollhorst.« Hilfe, ich will sofort in den Urlaub! Und im Hintergrund fiept verzweifelt immer wieder

der Geschirrspüler, der dritte heute, ja, weil ich gestern keine Lust mehr hatte.

Kurz entschlossen gehst du einfach raus auf einen Spaziergang und kehrst bei einer Freundin zum Kaffee ein, und bei ihr ist es schön mit Lachen und Drücken und Kinderchaos und voller Spülmaschine. Und du träumst trotzdem noch von Skipisten, obwohl du doch gar nicht Ski fahren kannst.

Ja, so ist das manchmal. Und am nächsten Tag kommt ein neuer Tag.

Und dann kommt wieder eine neue Phase, und dann klappt auch wieder mehr, und dann nörgeln immer noch alle übers Essen vielleicht, aber es ist dir egal, weil du dich eingerichtet hast in deinem Pappkarton der Mutterschaft, der durch den Regen und die Sonne und die Zeit immer weicher und durchlässiger wird und mehr Raum und Platz schafft und schließlich auch wieder den Blick zum Himmel freigibt. Und doch wird das kein Text, in dem ich am Ende schreibe, dass alles nur halb so schlimm ist, weil ich meine Kinder ja so sehr liebe. Obwohl das stimmt. Ich liebe meine Kinder. Aber ich vermisse auch einige Dinge. Das eine schließt das andere eben nicht aus.

Die Mama-Maschine

Wenn wir uns für unsere Mutterschaft einen Apparat wünschen dürften, welcher wäre es? Ein Zähler, der das Kind nach zehnmal »Mama« pro Tag stumm schaltet? Ein Auto-Airbag, das alle »Wann sind wir da«'s verschluckt? Ein Alles-schon-eingepackt-System für Urlaube? Hier kommt die Wunschliste der »Stadt Land Mama«- Leserinnen.

Ein Erinnerungsfass, das alle schönen Momente noch einmal lebendig und fühlbar macht
KATHI

Eine riesige Waschmaschine, in die alles zusammen reingeworfen werden kann und die automatisch die Wäsche faltet, bügelt und nach Personen sortiert
DANIELA

Einen Knopf, der Pubertierende in liebe, helfende, nicht motzende Kinder verwandelt
JESSICA

Einen Babysitter-Roboter, der einmal in der Woche unsere vier Kinder zuverlässig betreut, damit wir mal durchschnaufen können
JULIA

Eine Alle-Kinder-essen-glücklich-und-ohne-Theater-was-auf-den-Tisch-kommt-Automatik
ZEYNEP

Einen Aufräum-Putz-Automatismus, der automatisch startet, wenn man aus dem Haus geht und das Licht ausmacht
MELANIE

Den Niemals-mehr-Magen-Darm-für-alle-Buzzer
JULIA

Einen Lautstärke-Regler, mit dem ich die Kids leiser stellen kann
TANJA

Einen Turboknopf fürs Trödeln am Morgen
SABRINA

Eine Maschine, die mir die Gedanken und Reaktionen meines Kindes während der täglichen 20 Wutausbrüche übersetzt
LANA

Eine Türklinke fürs Badezimmer, die zu Kindern sagt: »Jetzt ist Mama mal alleine im Bad. Du kannst nicht rein!«
ANTONELLA

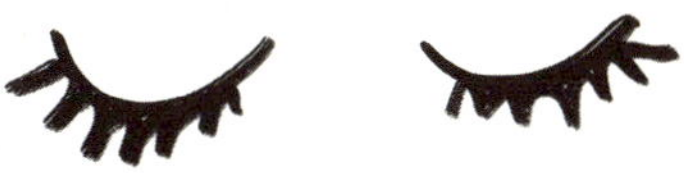

GEDANKEN VON LISA

»Ich werde nie wieder schwanger sein«

Jahrelang dachte Lisa, sie bekomme vielleicht irgendwann noch ein Kind. Mittlerweile sind ihre drei Kinder so groß, dass sie weiß: Weiterträumen von einem Baby ist schön. Aber in Wahrheit steht längst fest: Sie wird wohl nie wieder schwanger sein. Abschied von einem Lebensgefühl.

Meine Tasche vibriert. Ich bin unterwegs von einem zum nächsten Termin. Ich krame das Handy aus meiner viel zu vollen Handtasche. Es zeigt mir eine Nachricht an. Ich klicke. Ein Bild erscheint. Es ist das Foto eines positiven Schwangerschaftstests ..., so ein Moment schneidet emotional wie ein warmes Messer durch die kalte Butter deines Alltags. Es trennt die Zeit in ein Vorher und in ein Nachher. Besonders, wenn auf das Foto noch der Satz »Du wirst Patentante« folgt.

Ich könnte weinen vor Rührung. Ein neuer Mensch. So schön! Und da ist es wieder, dieses Gefühl des Ungewissen: Was wird wohl kommen, wer wird wohl kommen? Wie wird die Schwangerschaft, wie die Geburt verlaufen, wie wird das Baby sein? Wie der Mensch? Neugier, Vorfreude. Aufregung, Prickeln. Die Welt dreht sich einfach weiter bei solchen Nachrichten, aber in uns drin tobt etwas Weltbewegendes.

Ich bin so froh, Patentante zu werden, um das alles noch einmal – zumindest ein bisschen – miterleben zu dürfen. Denn

in meinem Leben als Dreifachmutter ist klar: Ich werde nie wieder schwanger sein.

Hab ich diesen Satz wirklich gerade geschrieben? Mir fiel dieses Endgültige so lange schwer. In mir tobt ein Kampf zwischen Realität und Phantasie. Die Realität sagt: Du hast drei tolle Kinder, deine letzte Schwangerschaft ist viele Jahre her. Du wirst nicht jünger. Die Kinder sind jetzt selbständiger, und du hast endlich wieder mehr Freiheiten.

Die Phantasie sagte: Du hast drei tolle Kinder, da würde das vierte doch auch so toll werden. Du bist doch noch jung (Ist man das gefühlt nicht immer?). Die Kinder brauchen dich physisch nicht mehr so sehr, also warum nicht die frei werdenden Ressourcen in ein neues faszinierendes Lebewesen stecken? Die Großen würden bestimmt helfen, sie sind es doch, die immer wieder fragen: Warum bekommen wir nicht noch ein Baby?

Da! Da ist dieses Blubbern in meinem Bauch, wie automatisch lege ich meine Hand schützend darauf. Ach nee, da ist kein zappelnder Mensch, da sind nur Darmbewegungen, die Zeiten mit Baby im Bauch sind vorbei. Es ist einfach so: Ich habe recht jung Kinder bekommen, mit Mitte 20. Viele meiner Freundinnen bekommen jetzt erst Nachwuchs, wäre das nicht ... sollte ich vielleicht ... hmmm.

Wenn ich auf Dienstreise fahre und mir eine neue Stadt anschaue, dann denke ich: Diesen herrlichen freien Moment friere ich mir jetzt ein und taue ihn auf, wenn ich wieder schwach werden sollte und denke: Ich hätte so gern noch ein Baby. Zeiten, in denen ich am ersten Tag der Periode ausrechne, an welchem Tag ein Kind wohl kommen würde, falls ich im nächsten Zyklus ungeplant schwanger würde. Einzig: Es wird nicht passieren. Für den Mann ist das klar. Für mich eigentlich auch ...

Ich koste von der Freiheit, die sich wieder einstellt, ich koste von der Lisa, die ich vor den Kindern war, die gern getanzt hat, die gern viel Zeit mit Freunden verbracht hat, Hobbys hatte und viel und gern arbeitete.

Und mein Mutterherz sagt mir: Das alles plus ein Baby, das wäre perfekt. Aber dann schaltet sich die Vernunft ein und sagt: Vor dem ersten Kind dachte ich auch, alles ginge so weiter, nur dass noch ein lächelndes Baby dazukäme.

In Wirklichkeit sah das aber anders aus: Erst war da die schlimme Übel- und Müdigkeit. Da waren zwei Kaiserschnitte – und der Gedanke, die Narbe noch einmal zu öffnen, macht mir Angst. Da waren nach der Geburt die Schreiphasen, jeden Abend um die sechs Stunden, ein halbes Jahr lang. Die durchwachten Nächte, das Gefühl, dass alles an einem klebrig ist. Das Kind klebt, die Haare kleben, das Leben klebt, weil Tag und Nacht sich nicht mehr unterscheiden.

MUTTERSCHAFT, DIE:
DIESES DING,
DAS EINEM NIE RUHE LÄSST.

Und dann sehe ich mir unsere drei Kinder an, drücke sie, helfe ihnen bei den Hausaufgaben, fahre sie zu ihren Hobbys und lege mich abends ins Bett, mit der Gewissheit, durchschlafen zu dürfen und am nächsten Morgen zur Arbeit zu können, die ich wirklich liebe. Und dann denke ich: Es ist alles so gut so, wie es ist. Ich habe die Zeit, sie in ihrem Alltag zu begleiten. Ich habe vor allem auch die Nerven, das zu tun (meistens zumindest).

Es fühlt sich rund an. Auch wenn da noch lange diese Sehnsucht in mir schlummerte. Ich nehme sie ernst. Sie zeigt mir, dass meine Gefühle groß genug sind, noch weitere Wesen in mein Herz zu schließen. Ich habe die Patenschaft für einen syrischen Jungen übernommen, die mich unglaublich erfüllt. Wir sehen uns regelmäßig seit über drei Jahren, und es ist jedes Mal inniger. Ich tue aber auch mehr für mich. Und da ist ja auch noch dieser Traum aus meiner Kindheit, ein eigenes Pferd. Wer weiß, vielleicht werde ich mir den irgendwann erfüllen, wenn neben Arbeit, Beziehung, Freunden, Kindern und Haushalt noch mehr Ressourcen frei werden?!

Und da ist noch mein Patenkind. Die Schwangerschaft verlief gut, die Geburt war schmerzhaft, das Kind ist phantastisch. Es gluckst, es brabbelt, es lächelt und lernt. Es macht mich glücklich, es so nah zu erleben und trotzdem nicht selbst die Verantwortung zu tragen. Es ist das, was ich mir eigentlich wünschte: Alles bleibt gleich in meinem Leben, aber da ist ein neuer kleiner Mensch, der mich fasziniert. Ich fahre jetzt einfach, so oft es geht, zu ihm, wenn ich den Duft eines Babys einatmen – und trotzdem durchschlafen möchte.

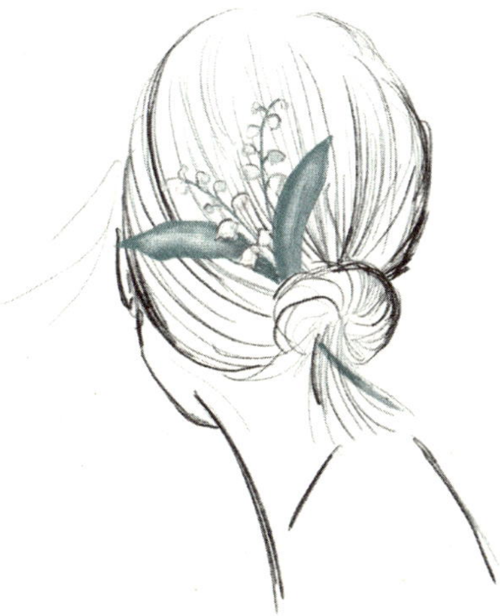

DAS SOLLTEST DU DRINGEND MAL WIEDER TUN!

Welche drei Worte siehst du zuerst? Du findest Worte von links nach rechts und von oben nach unten.

N	G	K	N	U	T	S	C	H	E	N	T	U	X	U	R	L	A	U	B
I	B	M	G	K	T	L	A	P	Q	K	G	L	C	O	X	S	C	W	X
S	C	H	L	A	F	E	N	O	T	C	F	L	N	K	Ü	S	S	E	N
Y	F	M	D	A	F	U	Z	H	N	F	I	W	W	O	R	L	O	A	C
K	N	K	X	I	E	B	O	V	D	F	M	Q	L	I	E	B	E	F	N
I	Q	J	S	K	F	X	C	Q	B	H	Ä	U	X	P	A	H	W	C	T
W	J	A	J	O	H	G	X	C	L	R	D	M	C	K	E	F	H	Q	A
X	S	N	P	S	G	G	B	U	F	X	E	N	K	A	D	B	H	N	N
L	W	R	N	M	V	B	K	Q	L	N	L	U	Y	M	Y	V	N	R	Z
X	E	B	A	E	R	A	A	A	I	Y	S	X	L	A	I	I	C	G	E
O	L	N	F	T	O	M	R	P	R	P	A	S	R	S	O	C	I	C	N
G	L	C	S	I	M	J	A	J	T	P	B	O	N	U	L	Y	T	I	K
B	N	E	J	K	P	H	O	T	E	L	E	L	C	T	X	Q	Y	R	P
A	E	P	T	R	H	J	K	H	N	F	N	X	E	R	F	W	T	B	A
X	S	G	F	B	R	W	E	M	B	T	D	L	U	A	M	U	R	E	R
S	S	C	E	V	U	B	S	L	J	I	J	G	B	Q	S	T	I	S	T
G	E	G	I	T	Q	U	A	T	S	C	H	E	N	D	K	Y	P	G	Y
I	S	C	E	P	O	H	R	Q	X	A	P	B	Y	K	V	O	D	M	E
F	E	V	R	Y	T	S	E	X	B	B	L	A	M	I	E	R	E	N	G
H	X	D	N	G	I	T	O	S	U	C	B	K	T	J	T	Y	F	T	P

Gern könnt ihr eure Lösung abfotografieren und mit dem Hashtag #wowmom auf Instagram teilen, um eure Mama-Freundinnen zu grüßen.

EINBLICK VON LISA

Über unsere Muttation

Wisst ihr noch, damals? Am Wochenende haben wir zusammen gekatert, ganze Sonntage lang. Mit Bestellpizza und Shoppingsender QVC im TV, weil wir zu mehr nicht imstande waren. Mittlerweile denke ich auch immer ans Risiko. Kann ich das machen? So viel trinken? Muss das sein? Kann man das nicht vermeiden? Ich bin *muttiert*. Die *Muttation* hat mich voll erwischt.

Ich hab mir mit 15 Jahren in Kolumbien in einer dunklen Disco-Zone nachts ein Zungenpiercing stechen lassen. Oh Gott. Und ich habe nicht eine Minute an die Folgen gedacht in meinem naiven Jugendgehirn. Scheitern oder Angst, die Worte führte ich nicht in meiner Liste. Unverwundbar fühlte ich mich damals. Das ist heute anders.

Neun Monate lang dauert eine Schwangerschaft, die Folgen spüre ich lebenslänglich! Ich rede von der einkehrenden Vernunft. Vom Immer-an-morgen-Denken. Herrje.

Wenn ich heute zu einer Party eingeladen werde, dann freue ich mich riesig. Aber je näher sie rückt, desto ängstlicher werde ich ... *Ui, eigentlich bin ich doch ganz schön müde. Uh, spüre ich da nicht eh ein Kratzen im Hals? Wie lange sollte ich da bleiben, um am nächsten Tag nicht komplett gerädert zu sein?* Zu wenig Schlaf heißt nun mal leider: Schlechtere Nerven! Nerven, die auf den Frühstückstisch fliegende Fußbälle nicht weglächeln können. Nerven, die das Gequietsche, Gezanke,

Gesinge – sprich: die Dauerberieselung dreier kreativer Kinder – nicht gut ertragen können.

Ob ich mit dem Auto zur Party fahren sollte? Dann komme ich erst gar nicht auf die Idee, ein Bierchen zu trinken. Und es schmerzt wenigstens der Kopf nicht auch noch, der mich am nächsten Tag fühlen lässt, als hätten die gesamten Nachbarskinder den Gülle-Acker durchgegraben, mit Mehl und Uhu angereichert und in mein Gehirn gegossen.

Geht's eigentlich noch? Kann mir mal jemand ein Stückchen von meiner naiven Jugendlichkeit zurückgeben? Oder ist das vielleicht sogar gut so, wie es jetzt ist?

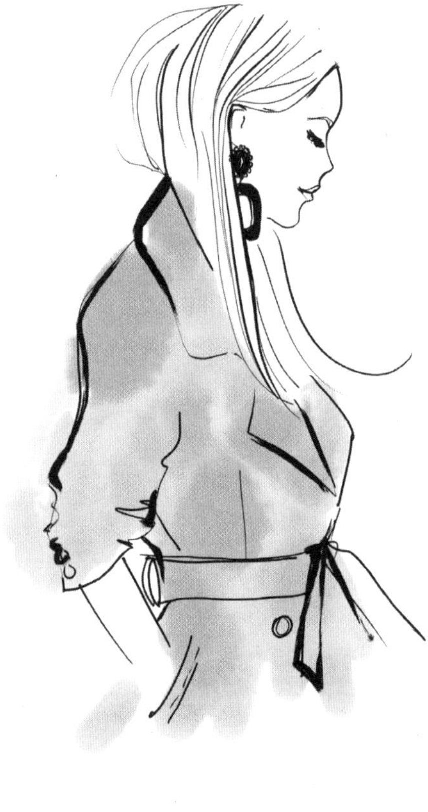

ILDIKÓ VON KÜRTHY

»Ich will noch mehr Zeit für uns und mit euch!«

Wie wird mein Leben aussehen, wenn ich nachts auf dem Weg zur Toilette nicht mehr auf Legosteine trete? Das fragt sich Bestsellerautorin Ildikó von Kürthy und lässt uns tief in die Tasche ihrer Emotionen schauen. Ihre Söhne sind 10 und 13 Jahre alt und schreiben bereits eigene Kapitel ins Buch ihres Lebens. Zeit für ein bisschen mütterliche Wehmut. Zeit, die verbleibenden Momente mit ihnen noch mal richtig zu genießen ...

An meine Söhne.

Ich will euch gut gewappnet ins Leben entlassen. Ich will euch halten, wenn ihr Halt braucht, und euch loslassen, wenn ihr bereit seid, wieder einen weiteren Schritt ohne mich zu gehen. So war es von der ersten Sekunde an: Halten und Loslassen. Behüten, ohne zu beengen, Sicherheit geben und gleichzeitig Mut verschenken. Lieben, lenken, gehen lassen.

Ich habe es ja alles vorher gewusst. Zumindest in der Theorie war mir völlig klar, was da auf mich zukommen würde. Ich war bestens informiert über Schlafmangel, Frühförderung und hatte über Stilleinlagen aus exquisitem Wolle-Seide-Gemisch gelesen, das jedoch auf einer realen Brust sehr schnell wie ein feuchtes, ungewaschenes Schaf zu riechen begann. Ich war noch nicht mal schwanger, da war ich vielstimmig vorgewarnt worden, dass man seine Beziehung, seine Karriere und sich selbst auf keinen Fall wegen des Kindes vernachlässigen darf. Ich hatte die klare Anweisung, mich unter gar keinen Umständen selbst zu verlieren.

Ich habe mich nicht verloren, aber ich habe mich hinter mir gelassen.

Die Frau, die ich war, bevor ich »In der Weihnachtsbäckerei« auswendig singen und Pastinakenbrei zubereiten konnte, die gibt es nicht mehr. Ich erkannte es in der Nacht nach der Geburt, als ich mein erstes Kind im Arm hielt. Es gab einen Moment, in dem sich meine Welt für immer veränderte. Als mich mein Baby zum ersten Mal klar und ruhig anschaute, mir mitten ins Herz sah, mit Augen, die bereits alles gesehen hatten. Weise. Ernst. Voll sanfter Trauer. Als wisse dieses Kind Bescheid über das vor ihm liegende irdische Dasein und nehme nun schweren Herzens für eine Weile Abschied von seinem himmlischen Zuhause.

Wir schauten uns ziemlich lange an, und ich wusste, dass dieses Kind mich geboren und mir ein neues Leben geschenkt hatte.

Heute hat dieses Kind Schuhgröße 43.

Meine Söhne. Ihr braucht schon lange keinen Hocker mehr, um euch die Zähne vorm Badezimmerspiegel zu putzen. Sandmännchen war gestern. Heute geht ihr lieber mit euren Freunden ins Kino als mit euren Eltern, und ihr verkauft euer Lego auf eBay. Ihr glaubt nicht mehr an den Osterhasen, der Nikolaus wurde längst als der Patenonkel enttarnt, und ich verschenke eure Hosen und Pullover, aus denen ihr im Stundentakt herauswachst.

Eure Kraft ist unerschöpflich, es sei denn, es geht darum, die Spülmaschine auszuräumen. Ihr habt das Gefühl, eure Zeit sei eine unendliche Ressource. Meine Zeit wird, je weniger davon bleibt, mehr und mehr zu einer Kostbarkeit, so wie ein guter Wein, den man nur mit Menschen teilt, die ihn zu schätzen wissen und nicht hastig runterschütten, bloß um möglichst schnell in Stimmung zu kommen.

Ich finde nicht, dass Kinder jung halten. Warum sollten sie auch? Ich habe doch kein halbes Jahrhundert lang gelebt, bloß um mich jetzt immer noch jung zu fühlen. Ich habe Lachfalten und Narben, und wenn ich euch nachts wärmer zudecke und in eure schlafenden, ungezeichneten Gesichter schaue, dann weiß ich, dass ich euch nichts ersparen kann.

Die Schriftstellerin Anne Enright schreibt: »Eines Tages werde ich sie alleine rauslassen müssen – wenn sie fünfunddreißig sind, zum Beispiel – und vielleicht ist dann jemand ekelig zu ihnen, und ich bin nicht dabei, um dem Kerl das Licht auszublasen.«

Und dieser verdammte Tag kommt immer näher, dabei stand hier doch noch gestern der Windeleimer im Bad, es gab ein Treppenschutzgitter, eine Wiege, und es roch nach Babyöl und feuchten Stilleinlagen.

Ihr wachst und wachst, ihr greift nach den Sternen, und ich mache für euch unermüdlich Räuberleiter. Jedoch nicht mehr ohne Rückenschmerzen. Euer exponentielles Wachstum geht einher mit meiner radikalen Verschrumpelung. Ich sage das ohne Koketterie und ohne Trauer – aber nicht ohne Wehmut. »Wehmut kann lächeln, Trauer kann es nicht«, schrieb der wunderbare Friedrich Torberg.

Diese Wehmut und das damit verbundene Lächeln sind die zuverlässigen Begleiter, wenn das Leben allmählich in die Jahre kommt und die Kinder, wie man sagt, aus dem Gröbsten heraus sind. Jetzt soll ich mich also auf meine individuellen Bedürfnisse zurückbesinnen und mich glücklich schätzen, dass ich wieder durchschlafen kann. Ihr gebt mir meine Freiheit nach und nach zurück. Was aber, einmal angenommen, wenn ich diese Freiheit gar nicht zurückwill, die sich mir aufdringlich anbietet und mich auffordert, gefälligst das Beste aus ihr und aus mir zu machen?

Darf ich öffentlich zugeben, dass ich es vermisse, nachts geweckt zu werden von jemandem, den ich liebe und der in meinen Armen mit dem Gefühl wieder einschläft, zu Hause und in Sicherheit zu sein?

Darf ich sagen: Ich will nicht mehr Zeit für mich?

Ich will noch mehr Zeit für uns und mit euch! Ich liebe unsere gemeinsamen Familien-Abendessen, die Ausflüge ans Meer, verregnete Sonntage, an denen wir alle bis mittags Schlafanzug tragen und im großen Bett Kakao trinken. Ich liebe unser volles Haus, in dem ständig eure Freunde zu Gast sind, Heranwachsende, von denen ich einige schon als Babys kannte. Ihr seid immer laut, niemals ordentlich, manchmal launisch, ab und zu störrisch, oft lustig, oft lieb, immer liebenswert und einzigartig. Ich bin stolz darauf, wie ihr die Welt erobert, von Sekunde zu Sekunde selbständiger werdet und getrost in eure Zukunft schreitet. Und wenn ihr es mit der Angst zu tun bekommt, bin ich stets zur Stelle zum Beschützen, Auftanken, Ermutigen, Gesundkuscheln und wieder loslassen.

Was bleibt von mir? Wie wird mein Leben aussehen, wenn ich nachts auf dem Weg zur Toilette nicht mehr auf Legosteine trete? Meine Aufgaben als Mutter werden weniger, umso drängender wird die Aufgabe, die neu entstandenen Räume zu füllen und eine Idee sowie eine Haltung zur anstehenden Lebensphase zu entwickeln.

Ein Zurück gibt es nicht. Früher ist vorbei. Weder werde ich in meinem Leben noch mal Schwangerschaftsgymnastik machen, abstillen oder eine Schultüte befüllen, noch werde ich jemals wieder die Frau, die Autorin, die Journalsitin, die Freundin sein, die ich war, bevor ich Kinder bekam. Nichts geht spurlos an einem vorüber.

Ich bemerke eine zunehmende Ernsthaftigkeit an mir, gepaart mit mehr als fünfzig Jahren Lebens-, Beziehungs-, Berufs- und Selbsterfahrung. Kinder sind Meister der Konfrontation. Sie legen Finger in Wunden, von denen du noch gar nicht wusstest, dass du sie hattest. Sie drängen dir Erkenntnisse auf, um die du nicht gebeten hast. Als Mutter blicke ich täglich in den Spiegel, den meine Söhne mir vorhalten. Was ich sehe, ist nicht immer angenehm. Die schmalen Lippen der Ungeduld sehe ich darin. Die geweiteten Augen der Ängstlichkeit. Die gesenkten Lider der Inkonsequenz. Ich sehe dieses beflissene, frauentypische, übereifrige Sich-rund-um-die-Uhr-zuständig-Fühlen. Das Unvermögen abzuschalten, mich abzugrenzen, die Tür hinter mir zu schließen, zu sagen »Jetzt nicht!« und es auch zu meinen. Ich sehe Schwäche darin und Abschiedsschmerz und die Überwindung, die es kostet, das loszulassen, was man sowieso nicht festhalten kann: die Kinder, die Eltern, die Jugend, die Fruchtbarkeit, das Gefühl, unsterblich zu sein, Gewissheiten, die nicht mehr gewiss sind, Beziehungen, die nicht mit mir alt werden können, den Glauben, dass alles gut wird.

Sie fallen mir schwer, diese täglichen kleinen und großen Abschiede. Wenn über Nacht eine Falte hinzukommt. Wenn ich morgens aussehe wie eine Rosine und meine Lendenwirbel sich anfühlen, als seien sie in Stein gemeißelt. Mein Zahn wurde von einem Chirurgen operiert, der vor gar nicht allzu langer Zeit lediglich ein Follikel war. Meine langjährige Hausärztin ist in Pension gegangen, und die neue sieht aus wie eine minderjährige Mode-Bloggerin. Manch ein Türsteher könnte vom Alter her mein Sohn sein.

Ich bemerke, dass mein Leben aus immer weniger Anfängen und immer mehr Abschieden besteht. Ich sehe meine heranwachsenden Kinder und spüre, wie die Zeit vergeht. Das tut weh. Und es offenbart neue Lebensräume.

Ich bin im Nachmittag meines Lebens, und ich weiß mittlerweile ziemlich genau, was ich will und was gut für mich ist. Und nicht immer will ich das, was gut für mich ist. Ich weiß, was ich kann. Und das, was ich nicht kann, kann ich lassen. Ich kann sagen, was ich fühle. Ich glaube nicht mehr alles, was ich denke, und ich halte es für absolut möglich, dass ich nicht immer recht habe. Ich glaube an die Heilkraft von Faulheit und Routine ebenso wie an die von Neugier und frischer Luft.

In dem zu Recht oft zitierten und deswegen leider etwas zerschlissenen Hesse-Gedicht »Stufen« heißt es:

»Wie jede Blüte welkt und jede Jugend
Dem Alter weicht, blüht jede Lebensstufe,
Blüht jede Weisheit auch und jede Tugend
Zu ihrer Zeit und darf nicht ewig dauern.«

Nun ist es also wieder an der Zeit, die nächste Stufe zu nehmen. Wie begeht man diesen Übergang mit Verantwortung, Mut und Würde? Wie erträgt man den Schmerz, den das Vergehen der Zeit, die Loslösung der Kinder und das Verschwinden des Unterhautfettgewebes verursacht?

Seien wir doch ehrlich: Kinder großzuziehen ist schon nicht leicht. Aber das, was danach kommt, ist noch viel schwerer. Ich muss mich neu definieren, mich einmal mehr auf Sinnsuche begeben und meinem Leben eine Bedeutung abringen, die ihm durch das Großziehen meiner Söhne so fraglos und selbsterklärend geschenkt wurde. Nein, nicht geschenkt. Nur geliehen.

Jetzt geben meine Söhne mir die Verantwortung für mich selbst zurück, ob ich will oder nicht.

Wenn ich Eltern, und damit meine ich explizit Mütter und Väter gleichermaßen, einen Rat geben dürfte, ohne mich dazu berechtigt oder befähigt zu fühlen, dann wäre es dieser: Verschenkt euch und eure Zeit an eure Kinder. Verwöhnt sie mit Aufmerksamkeit und überschüttet sie mit Liebe. Übernehmt die Verantwortung für diese wachsenden Leben, genießt jede Minute des Zusammenseins mit ihnen, spielt Ball am Strand, grillt Marshmallows auf der Wiese hinter dem Haus und holt sie ab, egal von wo, wenn sie Heimweh haben.

Ich würde mir Eltern wünschen und Gesellschaften, die Kinder nicht möglichst zügig wegorganisieren wollen, um sich ungestört wieder ihrem alten Leben widmen zu können, und die es nicht »Verzicht« nennen, wenn sie weniger arbeiten, um mehr Zeit mit ihrer Familie zu verbringen. Der Begriff »Quality Time« wurde erfunden für Menschen, die ein schlechtes Gewissen gegenüber ihren Kindern haben.

Warum es nicht offen sagen und danach handeln: In keinem Leben ist alles möglich. Das ist, als wolltest du mit einem Topflappen eine fünfköpfige Familie zudecken. Irgendwer kriegt immer kalte Füße. Leben heißt, Entscheidungen gegen ein anderes Leben zu treffen. Wer in der Stadt wohnt, wohnt nicht auf dem Land, wer einen Hund hat, muss abends noch mal raus, wer heiratet, ist nicht Single.

In den ersten Jahren als frische Mutter dachte ich, es sei modern und emanzipiert, nicht allzu viel Zeit mit dem eigenen Kind zu verbringen. Ich wollte möglichst wenig Kompromisse machen und kaum etwas aufgeben – und handelte damit nicht selten gegen meinen Instinkt. Jetzt empfinde ich meine Kinder wie Geschenke auf Zeit, als wunderbare Weggefährten, die schon bald ihrer eigenen Wege gehen.

Ich halte mich für eine leidlich emanzipierte Frau und Mutter. Trotzdem frage ich mich jetzt, wo in unserem Haushalt Wechseljahre und Pubertät mit manchmal heftigem Getöse aufeinandertreffen: Was soll noch kommen? Liegt die beste Zeit meines Lebens womöglich hinter mir?

Der Psychologe C. G. Jung unterschied zwischen dem »Naturzweck« der ersten Lebenshälfte, in der es darum geht, eine Familie zu gründen, einen Beruf zu finden, die Versorgung sicherzustellen, und dem »Kulturzweck« der zweiten Lebenshälfte.

Und um diese Kultur muss man sich selbst kümmern. Sie folgt keinen durch die Biologie oder die Gesellschaft vorgegebenen Strukturen, hat nichts mit Fruchtbarkeit, Höchstalter, Bewerbungsfristen oder Hormonen zu tun. Die Kapitel, die sich jetzt noch in meiner Lebensgeschichte aufschlagen sollen, muss ich ausschließlich selbst verfassen.

Und tatsächlich nehmen ein paar Ideen Gestalt an. Alte, teilweise uralte Sehnsüchte tauchen am Horizont auf wie Freunde, die man viel zu lange nicht gesehen hat. Heimatgefühle. Wege eröffnen sich, die zu gehen mir vor zwanzig Jahren der Mut fehlte. Ich habe etliche Kindergeburtstage auf Indoor-Spielplätzen überlebt – was sollte mich jetzt noch schrecken?

An meine Söhne: Ich möchte eine Mutter sein, die ihr mit gutem Gewissen und gutem Gefühl verlassen könnt. Ich möchte, dass ihr mir fröhlich zuwinkt, wenn ihr auf Weltreise geht. Ich möchte, dass ihr gerne zurückkehrt. Aus Liebe, nicht aus Sorge.

Ich möchte nie ein Telefonat beginnen mit den Worten »Du hast dich ja ewig nicht gemeldet.« Ich möchte sagen: »Wie schön, mein Sohn, von dir zu hören!«

Ich werde ein eigenes, ein reiches, bewusstes, gutes Leben haben. Aber manchmal werde ich es vermissen, euch nachts wärmer zuzudecken.

Das Leben kann weitergehen, ich bin bereit.

Voller Wehmut zwar.

Aber lächelnd.

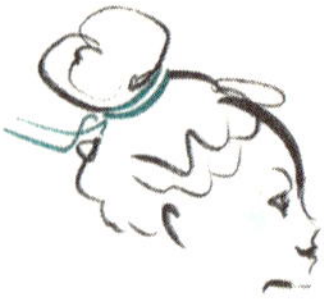

VON LISA

Ein Foto und seine Geschichte

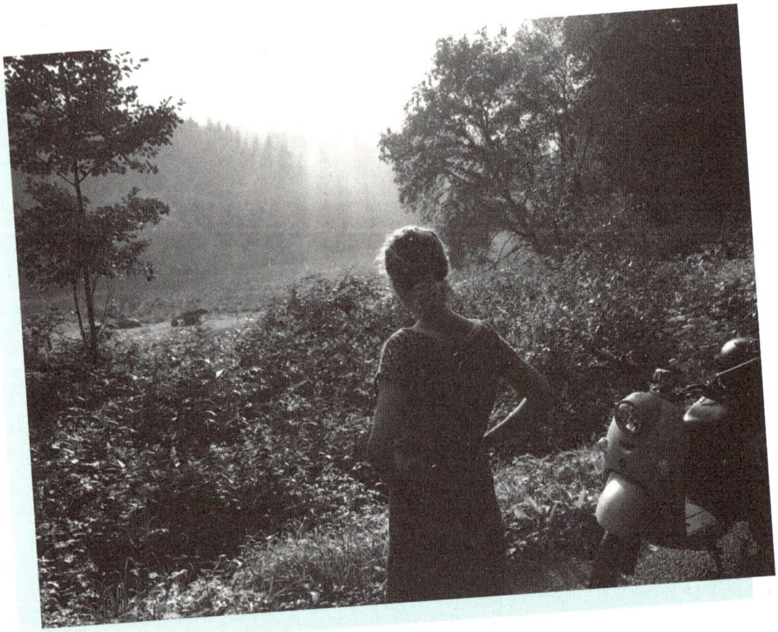

»Puh. Mal eben wieder Luft in den Kessel lassen. Wie schön die Sonne in die Lichtung strahlt! Ein kurzer warmer Moment. Selbst die Wasserbüffel in der Wiese liegen ganz ruhig da. Ich bin rasch weggefahren, abgehauen. Hab mich auf den E-Roller gesetzt, der keine Geräusche macht, und mir den Fahrtwind ins Gesicht wehen lassen. Freiheit. Manchmal brauche ich das, manchmal wünsche ich mich einfach nur weg.

Ich fühle mich dann gefangen in der Fremdbestimmung, übersehen in dem, was ich täglich leiste, missverstanden und ja, auch einsam. Ich beame mich gedanklich gern in Momente der Leichtigkeit, in Situationen, in denen niemand etwas von mir will, in Wärme, in Ruhe, raus aus dem Druck.

Ich träume dann von einem Radierer für Geschehnisse, mit denen ich im Nachhinein gern anders umgegangen wäre. Von einem Hilfsmittel, das Klarheit schafft. Bis dieser Radiergummi erfunden wird, hilft es, ab und zu einfach mal die Tür hinter sich zuzuziehen und durchzuatmen. Das Badezimmer ist ein toller Ort dafür. Wie viele kenne ich, die sich regelmäßig dort einschließen! Um Grenzen zu ziehen – auch physisch. Oder die joggen gehen, wenn die Kinder in Kita oder Schule sind. Einfach mal wieder was für sich tun.

Manchmal sehne ich mich dann sogar in meine eigene Kindheit zurück, als einfach immer jemand da war, der sich um mich und meine Bedürfnisse kümmerte, der mich versorgte, wenn ich krank war, mich drückte, wenn ich weinte, damals, als ich noch nicht immer stark für drei sein sollte. Mir fehlt das eigene Bemuttertwerden. Jemand, der mich mal auf den Schoß nimmt und mir verspricht, dass alles gut werden wird.

Die Sehnsucht ist ein guter Kompass, der uns zeigt, was wir grad brauchen, was uns fehlt. Manchmal müssen wir ihr einfach Raum geben. So wie ich in diesem Moment an dieser Lichtung. Weil auch die Natur so guttun kann, wenn alles um einen herum im Chaos zu versinken droht. Mit plötzlicher Sonne, die uns warm ummantelt, als sei sie es, die uns sagen wollte: Alles wird gut. «

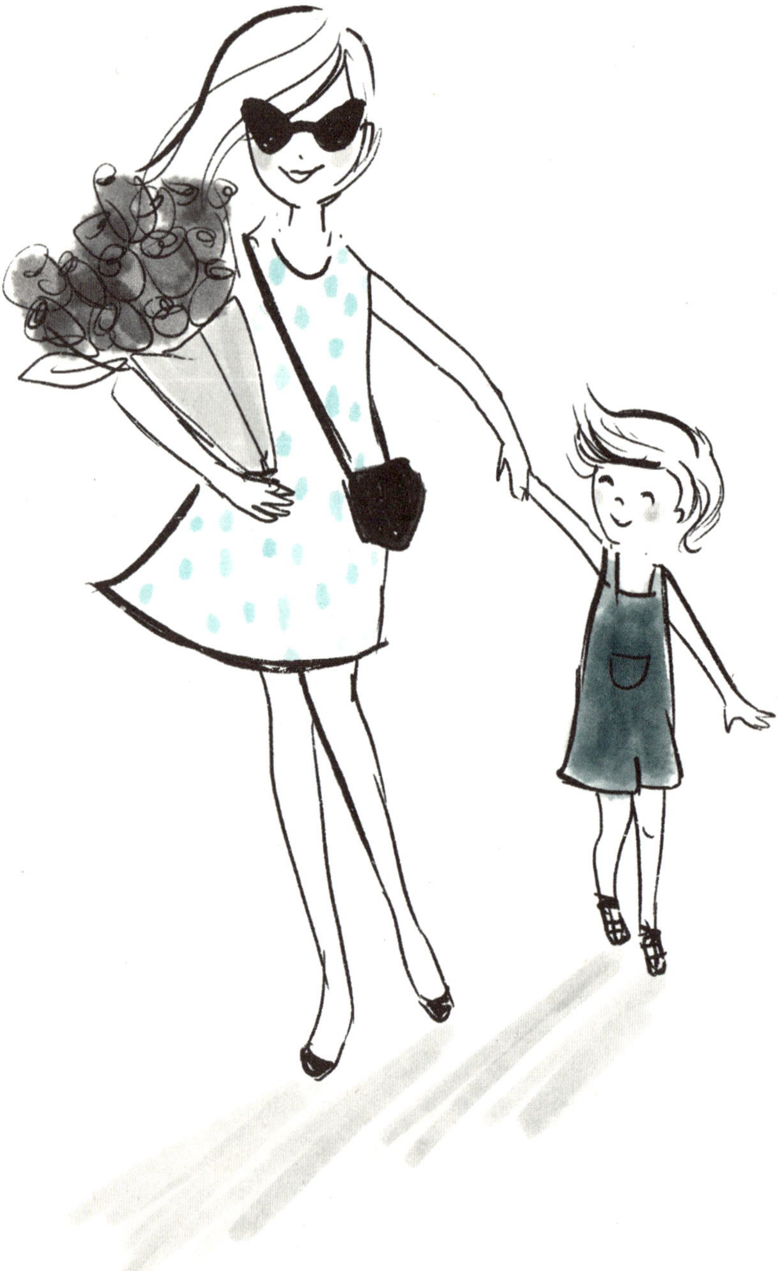

Wow, bin ich angekommen

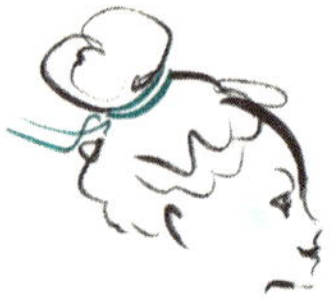

VON LISA

Wenn sich die Mosaikstücke unseres Lebens zusammenfügen

Wie viel wir schon zusammen erlebt, wie viele Herausforderungen wir gemeistert und wie viele Glücksmomente wir uns gegenseitig geschenkt haben. Als Familie sind wir in den letzten Jahren zusammengewachsen, und immer deutlicher spüren wir, wie richtig das alles ist, wie sehr das alles genauso sein soll. Natürlich sind da auch noch mal Zweifel und Überforderung, aber eben auch dieses Vertrauen und diese herrliche Selbstverständlichkeit, die uns zeigt, welch starkes Band da zwischen uns existiert.

Kennt ihr diese Filme, in denen das ganze Leben im Zeitraffer noch mal durchläuft? Wie eure Kleinen die ersten wackeligen Schritte machten, die ersten Zähnchen mit viel Sabber bekamen, dann der erste Wackelzahn, das erste Zeltlager. Und es endet dann mit einem Moment, in dem die pubertäre Rebellentochter, die mittlerweile größer ist als die Mutter selbst, sie anschaut und sagt: *Mama, boah, was du alles für mich tust, wie kann ich dir dafür bloß jemals danken?*

Genau diesen Moment habe ich in der letzten Woche erlebt. Wir saßen in unserem Auto, in dem schon lange keine vollgekrümelten Kindersitze mehr unter den Anschnallern herumvegetieren, weil die Kleinen dafür schon zu groß sind. Das Radio lief, ich nenne diese Lieder, die mich in andere Welten katapultieren, gern Hollywoodsongs. Alles war irgendwie gut in diesem Moment. Meine große Kleine saß auf dem Beifahrersitz neben mir, gerade noch hatten wir über ihr umgebautes Jugendzimmer gesprochen, das nun kein Kinderzimmer mehr ist. Über ihre Pläne und alles, was sie vorhat.

Und dann war da dieser Moment der Stille. Und diese dramatische Musik im Radio und die Sonne hellgolden draußen, und ich sah sie und ihre Brüder sich ums Rutscheauto streiten, hörte sie kurz nach der Geburt ihrer Zwillingsbrüder »Nein, Papa, nicht NOCH mehr Babys!« sagen, als er nach der Arbeit mit einer Tüte Tiefkühlpommes auf dem Arm in der Tür stand, die für die Zweijährige wohl im ersten Augenblick aussah wie ein Säugling.

Sah unsere drei auf ihren Koffern vor der Berliner Haustür sitzen, wie sie auf den Umzugswagen warteten, weil wir nun ins Bergische bei Köln ziehen würden. Dachte an den ersten Krankenhausaufenthalt, an die vielen Eis-Schnuten mit Vanille- oder Schokonote im Gesicht. Sah mich den Zwillingsbuggy mit Kiddyboard durch unseren Kiez schieben mit Einkäufen und Sandspielsachen. Die Schultüten, die Kindergeburtstage, hörte das Lachen, dieses Lachen, so frei und wild und wunderbar. Sah mich meine alten FreundInnen und KollegInnen vermissen und neue treffen und in mein Herz hineinlassen. Sah mich Nächte mit dem Papa diskutieren, ob wir noch auf dem richtigen Weg sind mit unseren Süßen. Bis eine neue Phase kam und wir uns wissend anlächelten. O.k., sie können das ja doch mit der Empathie, und wow, hat das Kind jetzt wirklich grad gefragt, ob auch Spinnen Mütter und Väter haben und deswegen schützenswert sind?!

WIE UNFASSBAR TOLL ES SICH ANFÜHLT, DEN BESTEN MENSCHEN DER WELT SEIN KIND NENNEN ZU DÜRFEN ...

Was haben wir uns in Durchdreh-Phasen Gedanken gemacht und uns gewundert, als der Schub vorbei und alles wieder gut war. Und oh, wie wir bei jedem Geburtstag der Kleinen aufs Neue gerührt sind ... Ui, wie ich vor Rührung geweint habe, nachdem ich das Töchterchen mit ihrem weißen Kleid zum Treffpunkt vor der Kirche gebracht hatte, wo wir gleich alle gemeinsam ihre Kommunion feiern würden. Was habe ich die Jungs gedrückt, wenn wir uns mal einen Tag nicht grün waren und abends dadurch alle so viel mehr Kuschelbedarf hatten als sonst. Was habe ich an unserer Villa Kunterbunt gezweifelt, in der so viel erlaubt ist und in der es laut ist und durcheinander und nicht wie im Möbelkatalog. Was bin ich daran auch gewachsen, unser eigenes Familiending durchzuziehen und auf Kommentare wie »Oh, bei euch sieht's aber lebendig aus« nicht pikiert, sondern fröhlich zu reagieren. Denn oooh ja, hier wird gelebt bei uns. Und wie hier gelebt wird!

DIE ZEIT, VON DER ICH DACHTE,
ICH WÜRDE SIE MEINEN KINDERN SCHENKEN,
WAR IN WAHRHEIT DIE SCHÖNSTE ZEIT,
DIE MIR GESCHENKT WURDE.
PETER BACHÉR

Wow, was hat mich das Leben mit Kindern überrascht. Was hatte ich eine naive Vorstellung von diesem komplexen Gebilde namens Familie, in dem wir uns tagtäglich weiterentwickeln – alle miteinander. Was habe ich mir vieles anders vorgestellt. Was habe ich mit mir gerungen, was habe ich mich streckenweise selbst vergessen, kein Wunder, bei drei Kindern in zwei Jahren. Aber auch kein Wunder in keiner anderen Familienkonstellation dieser Welt, denn es gibt schließlich nichts Größeres, als Kinder ins Leben begleiten zu dürfen. Es geht um nichts Geringeres als um Leben und Tod – und das auch noch jeden Tag aufs Neue!

Nichts hat uns je mehr gefordert, nichts je mehr zerrissen, nichts je mehr beglückt. So neugierig, so erschöpft. Wir gehen an unsere Grenzen und über unsere Grenzen hinaus, wir hinterfragen unser Handeln und auch gern mal gleich unsere gesamte Existenz. *Ich kann ja gar nix!* Ja, manchmal neige ich zum Drama :-)

Wir zweifeln an uns und wachsen über uns hinaus. Weil wir Mütter sind, unbezwingbar, auch wenn wir das manchmal selbst nicht glauben. Zwickt mich vielleicht mal jemand? Sind das da wirklich alles meine Kinder? Kann es wirklich sein, dass wir grad die ganze große Liebe erleben? Die, die uns in so krasse Gefühlserschütterungen bringt, dass wir auch mal vor Wut an die Decke gehen könnten? Und ist es nicht krass, wie wir uns dann selbst am Schlafittchen wieder rausziehen aus dem Sumpf? Wie stark wir sind! Wie liebevoll, wie sehnsüchtig. Und wie wichtig jedes einzelne dieser Gefühle ist!

Unsere Kinder lernen uns als authentische Menschen kennen, als Emotionswesen, als die, auf die sie sich verlassen können. Und wir selbst – ja, glaubt mir! – können uns dabei auch auf uns verlassen. Denn auch wenn die ersten Jahre als Familie unfassbar intensiv sind, heißt das ja nicht, dass da nicht auch noch anderes wäre und anderes kommt. Das klaustrophobe Gefühl der Anfangs-Mutterschaft, das uns suggeriert, es könne vielleicht nie mehr etwas anderes in unserem Leben geben als das, das weicht irgendwann einer inneren Ruhe und Zufriedenheit.

Dem Moment des Ankommens, der uns zeigt, dass wir alles richtig gemacht haben. Dass wir vieles, was wir mögen und lieben, miteinander kombinieren können. All das, was uns glücklich macht. Wir müssen auf nichts wirklich Lebensnotwendiges verzichten. Da ist wieder so viel Ich in all dem Wir.

Und beides macht uns aus, das Ich und das Wir, und nur zusammen ergibt es dieses prachtvolle Mosaik namens Leben.

LEBEN, LIEBEN UND LACHEN KOMMT IM ALPHABET ÜBRIGENS VOR PUTZEN.

Wir schauen uns alte Fotos an, kramen Erinnerungen vor und spüren Erfüllung. Dass wir das alles erleben dürfen! Wir lassen vor unserem inneren Auge Filme ablaufen über das, was war, über das, was ist und über das, was kommt.

Meine Tochter saß nun im Auto neben mir, die Musik lief laut, und hinter meiner Stirn jagte eine Szene aus unserem Leben die andere ... Sie wollte nun also wissen, wie sie mir jemals für all das danken kann, was ich je für sie getan habe.

Du bist der Dank, sagte ich.

Angekommen bei mir selbst!

Was hat sich im Leben und in euch selbst verändert, seit ihr Kinder habt? Das haben wir die Stadt Land Mama-Leserinnen gefragt ... und berührende Antworten erhalten.

Ich habe sehr viel über mich und meine Erwartungen gelernt. Dass meine Kinder nicht dazu da sind, mein Leben vollkommen zu machen, sondern dass ich die Begleiterin auf ihrem Weg bin, der mir nicht immer gefallen muss.
CHRISTINA

Ich lebe viel mehr im Hier und Jetzt, im Moment. Ich bin viel zufriedener mit mir selbst und achtsamer im Umgang mit mir, anderen, dem Leben allgemein.
MARION

Durch meine Kinder habe ich meine Depressionen besiegt. Ich habe keine Angst mehr, dass ich mein Leben nicht bewältigen könnte, und zerdenke nicht mehr alles.
JANINE

Alles Glück, was ich früher in Konsum, teuren Reisen und Klamotten gesucht habe, finde ich nun in einer innigen Umarmung und dem Gefühl des Verbundenseins.
WIEBKE

Ich habe früher nie mein Potenzial ausgeschöpft und viel Zeit vergeudet. Jetzt ist mir bewusst, was ich kann und tun muss, habe viel mehr Selbstbewusstsein.
SIMONE

Meine größte Kraft, die Chemotherapie durchzustehen, ziehe ich aus meinen Kindern. Für sie will ich überleben.
SUE

Jahrelang habe ich gegen eine schwere Essstörung gekämpft, als ich schwanger wurde, war mir klar, dass ich diese nun überwinden muss. Und ich habe es geschafft.
REBECCA

Meine Hebamme hat gesagt, ein Kind verlangt uns immer genau *die* Charaktereigenschaften ab, die uns noch fehlen. Ich habe gelernt, ruhiger zu sein, zu genießen, zu entschleunigen und nicht alles planen zu können.
MARIA

Die Mutterschaft ist ein Teil von mir, ein Grund, warum das Leben bunt und schön ist. Aber ich als Mensch bin noch sehr viel mehr. Ich starte endlich voll ins Berufsleben, ich engagiere mich ehrenamtlich, ich gehe gern aus, mit meinem Mann und auch gern mal ohne. Ich bin laut und wild und wunderbar.
ANNE

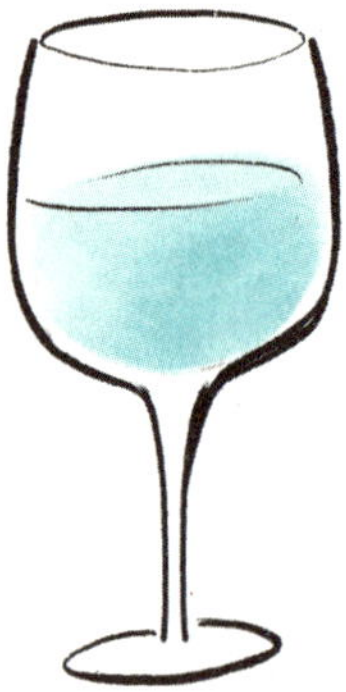

NINA MASSEK

Von der schönsten Zeit meines Lebens

Als hätte sie das mit dem Hier und Jetzt erst nach einigen Jahren ihrer Mutterschaft verstanden, so fühlt sich Zweifachmutter Nina Massek. Ihre Kinder sind »aus dem Gröbsten« raus, wie es so schön heißt. Und plötzlich ist da so viel Genuss ...

Vielleicht liegt es an meinem Alter, vielleicht am Alter der Kinder: Ich habe es nach »nur« viereinhalb Dekaden endlich geschafft, das Hier und Jetzt zu genießen. Bis weit in meine Dreißiger rein habe ich immer nur an den nächsten Schritt gedacht. Der bessere Job, die größere Wohnung, heiraten, Kind 1, Kind 2. Ich habe schon mal darüber berichtet, dass ich mich eigentlich nicht für eine gute Kleinkind-Mutter gehalten habe. Als die Kinder noch nicht aus dem Gröbsten raus waren, habe ich auch bei ihnen immer an den nächsten Schritt gedacht.

Wann schläft er endlich durch, wann schläft sie endlich im eigenen Bett, wann hört die Trotzphase auf, wann können sie mal einen Weg allein machen, wann, wann, wann. Im Moment leben, das wertschätzen und genießen, was man hat, und nicht immer an die nächste Optimierung, auch der Kinder, denken, das fiel mir früher sehr schwer. Irgendwie ging es nur darum, das Leben auf die Reihe zu bekommen. Dabei frage ich mich oft, ob ich mein Leben einfach nur so dahingelebt habe. Im Warten auf den nächsten Schritt, den Blick immer auf die Zukunft gerichtet, kann man nie den Moment leben.

Jetzt, wo die Kinder neun und 13 Jahre alt sind, denke ich so oft: »Wow, wie schön ist das, Kinder zu haben. Das macht ja richtig Spaß.« Wie gern bin ich heute Mutter, und wie traurig bin ich jetzt schon, wenn sie in gar nicht so langer Zeit selbständig werden und ausziehen. Vielleicht liegt es auch daran, dass ich mit Mitte vierzig immer mehr mein eigenes Leben als Frau zurückbekommen habe und ich tatsächlich die Zeit und Muße finde, innezuhalten, zurückzuschauen, nach vorne, aber besonders eines zu tun: den Moment zu genießen.

Ich spüre immer stärker: Die Zeit kommt nie zurück. Und auch: Das ist vielleicht die beste Zeit meines Lebens, und ich möchte sie genießen.

Der Sohn, der mich plötzlich in die Arme nimmt, mich küsst und mir sagt, dass er mich liebt.

Die Tochter, die meine Hand nimmt, wenn ich sie von der Schule abhole.

Die unzähligen Streits, wer nun den Tisch decken oder den Müll rausbringen soll.

Ja, ich kann sogar (manchmal) das Herumkutschieren genießen und die intensiven Auto-Gespräche mit Sohn oder Tochter.

Wisst ihr, was ich vor allem genieße? Die Ruhe! Nicht mehr das Geheule, das Geschrei und das anstrengende Trösten, Beschwichtigen und mit Kleinkindern Verhandeln. Was ich natürlich 123.456-mal gemacht habe, aber was an mir gezehrt hat. Vielleicht können das andere Frauen auch einfach besser? Ganz ehrlich habe ich zeitweise an mir gezweifelt. Die Liebe zu den Kindern war immer tief und unerschütterlich, aber Muttersein? Nicht immer die größte Quelle der Freude ...

Und jetzt das: Ich habe, was das Muttersein betrifft, jetzt meinen Traumjob gefunden. Früher habe ich nur geübt, so scheint es mir. Ich war überforderte Auszubildende, und nun bin ich zumindest kompetente Fachkraft geworden. Mit der Führung, das übe ich noch. Aber ich bin angekommen bei mir und bei mir als Mutter.

Solltet ihr an diesem Punkt noch nicht angekommen sein und euch noch zwischen Gezeter und Wackelzahnpubertät aufreiben und nur darauf warten, dass endlich Abend ist, lasst es euch gesagt sein: Es wird besser, und es wird richtig gut.

MEIN WOHLGERATENES ERSTES KIND GAB MIR DAS VERTRAUEN, EINE GUTE MUTTER ZU SEIN.

MEIN WILDES ZWEITES KIND BRACHTE MIR BEI, NIEMALS ÜBER ANDERE MÜTTER ZU URTEILEN.

IMPULS VON LISA

Muttersein heißt Verzicht?

Was haben sie uns nicht gewarnt, als wir die Kinder bekamen! Schlaft am besten schon mal vor! Geht noch mal aus! Als wäre das Leben mit Kindern nach der Geburt zu Ende. Dabei ist es das doch gar nicht! Mit den Kindern geht das Leben so richtig los – und zwar in all seinen Facetten. Heute lächeln wir über die Warnhinweise von damals:

- Als Eltern müsst ihr verzichten.
- Verzichten, auf die wilden Partys deiner Freunde.
- Verzichten, auf den wöchentlichen Kinobesuch am Abend.
- Verzichten, auf die Nächte voller Schlaf.
- Verzichten, auf den Tatort, weil die Kinder nie um 20.15 Uhr schlafen.
- Verzichten, auf die Vollzeitkarrierechance.
- Verzichten, auf das Ausschlafen am Wochenende.
- Verzichten, auf die Rafting-Tour im Sommer.
- Verzichten, auf das Spätaufsteher-Frühstück mit frischem O-Saft und Zeitung.
- Verzichten, auf den geliebten Zumba-Kurs.

- Verzichten, auf die spontanen Gäste, die die ganze Nacht bleiben.

Und ja, mag sein, dass einige dieser Warnungen tatsächlich begründet waren. Aber eben nur temporär! Heute schauen wir stolz zurück auf die ersten Jahre und schnuppern wieder am Duft der Freiheit. Denn ja, wir sind zurück! Nicht nur mit dem prallen Leben in den eigenen vier Wänden, sondern eben auch außerhalb dieses Nestes. Nicht nur die Kinder werden selbständiger und flügge, nein, auch wir als Mama. Und wir können bei all dem Verzicht, den wir geleistet haben, eben auch sehen, was wir dazugewonnen haben.

- Den Zugewinn, durch das nackte Füßchen auf meinem Rücken letzte Nacht.

- Den Zugewinn, durch die vielen klugen Fragen, die uns die Kinder täglich stellen.

- Den Zugewinn, durch die vielen Stunden, die ich nun nicht mehr schlafe, sondern wach bin und in atmende Gesichter schauen kann.

- Den Zugewinn, dass die Beziehung nie zuvor solche Tiefe hatte, weil wir mit den gemeinsamen Kindern zusammenleben dürfen.

- Den Zugewinn, die Welt durch ihre Augen neu zu entdecken.

- Den Zugewinn, durch den Stolz, den wir über sie spüren.

- Den Zugewinn, durch ihr volles Vertrauen in uns.

- Den Zugewinn, uns durch sie immer wieder selbst zu hinterfragen.

- Den Zugewinn, durch ihr Lächeln (und manchmal auch Schreien), durch diese Echtheit der Gefühle.

Ist es nicht so?

Es ist ein Zugewinn. Und ein Verzicht. Aber der Verzicht ist nur eine Phase. Der Zugewinn bleibt für immer ...

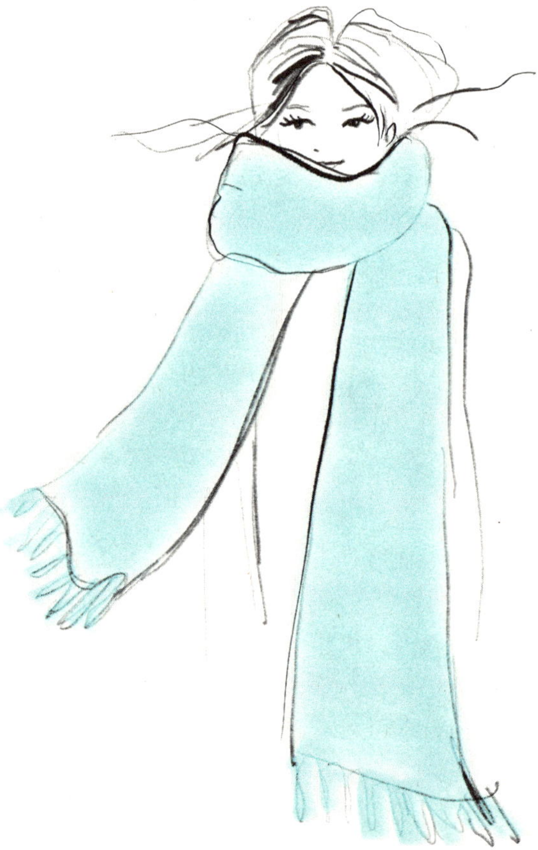

Relative Wichtigkeit in der Entwicklung unserer Mutterschaft

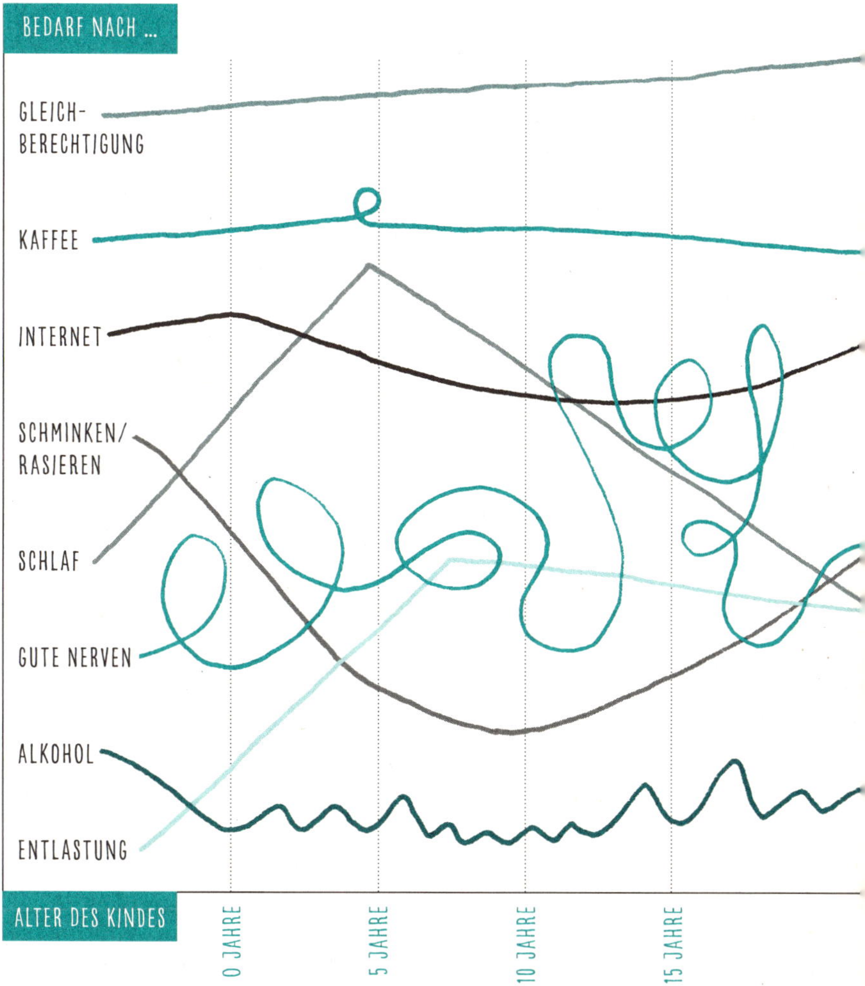

Wofür bist du deiner Mama am dankbarsten?

Das antworteten Katharinas und Lisas Kinder. Frag doch deine auch mal!

- Katharinas Kleinste, 3: »Dass du lieb bist.«
- Katharinas Mittlerer, 6: »Dass du mich immer pünktlich überall abholst und leckeres Essen machst.«
- Katharinas Große, 9: »Dafür, dass du mir immer zuhörst und mir hilfst, wenn ich ein Problem habe.«
- Lisas Jüngster, 11: »Dafür, dass du mich geboren hast! Und dass ich hier leben darf!«
- Lisas zweiter Jüngster, 11: »Dass du immer nett zu mir bist, egal, was passiert, und du mich immer liebst.«
- Lisas Älteste, 13: »Für alles.«

ANDREA HARMONIKA

Freischwimmer

Andrea Harmonika, Kinder- und Elternbuchautorin über wiederbelebte Komfortzonen in ihrem Leben mit zwei Kindern.

Ich habe neuerdings ein Hobby. Ein Elternauszeit-Hobby. Einmal die Woche packe ich für zwei Stunden meine Siebensachen und fahre in ein Hallenbad. Was für ein Luxus – so eine Solosause ist nämlich wie ein Kurzbesuch auf einer einsamen Insel. Also eine, auf der einen niemand alle fünf Minuten bittet, eine Kokosnuss von der Palme zu pflücken, um diese hinterher auf dem Kopf eines Geschwisterkindes zu knacken.

Zu verdanken habe ich das Ganze übrigens dem Großen. Also den Anstoß. Denn der Große hat vor ein paar Monaten sein Jugendschwimmabzeichen Bronze gemacht und mich im Anschluss an seine Prüfung an die Hand genommen und gesagt: »So, Mama. Und jetzt gehen wir zum Bademeister, und dann machst du dein Seepferdchen.« In einer Art missglückter Motivationsrede hatte ich dem Großen ein Jahr zuvor am Tag seiner eigenen Seepferdchenprüfung auf die Schulter geklopft und so etwas wie: »Wenn das jetzt nix wird, dann ist das echt kein Drama« gesagt und dann lächelnd hinzugefügt: »Guck mich an. Ich hab auch kein Seepferdchen.«

Liebe auf den zweiten Blick

Und dann guckte er mich echt an, riss die Augen auf und rief ob des fehlenden kleinen Kackaufnähers ungläubig: »Altaaa, du hast kein Seepferdchen?!« 39 Jahre alt und ich werde immer noch von Kindern gemobbt .... Jedenfalls bin ich dann zwei Jahre später vom Beckenrand gehüpft, 25 Meter geschwommen und habe unter den belustigten Augen unseres Bademeisters einen Tauchring vom Beckengrund geholt. Die ganze Zeit über wurde ich dabei vom Großen angefeuert und hielt am Ende mit einer Verspätung von etwa 30 Jahren dieses längst abgehakte kleine Schwimmsportabzeichen in der Hand. Und plötzlich war es Liebe.

Liebe auf den zweiten Blick. Denn von dem Tag an habe ich angefangen, schwimmen zu lernen. Also so richtig. Mit Atmung, Beinschlag und dem ganzen Zipp und Zapp. Und nachdem ich dank eines Schwimmlehrers, der weder Gnade noch Verwandte kannte, über viele Wochen und Monate intensiv und reichlich Wasser geschluckt hatte, konnte ich auf einmal nicht nur durch die Haare meiner Kinder, sondern auch durch ein 50 Meter langes Sportbecken kraulen. Und zwar einmal in der Woche und ganz für mich allein. Wo wir wieder beim Ausgangspunkt wären: der Auszeit-Sause.

Rosige Zeiten: Freizeiten

Denn egal ob man nun seine Schwimmtasche packt, die Füße hochlegt oder auf das Pedal einer Nähmaschine stellt ... sobald die Kinder nicht mehr so klein sind, brechen rosige Zeiten an: Freizeiten. Weil: Auch wenn alle Eltern in den ersten Monaten fest davon überzeugt sind, irgendwann in einem mit Stillkissen ausgestopften Wohnzimmersessel zu verhungern, ist der Großteil der 24-Stunden-Schichten irgendwann vorbei. Die

Nächte werden länger, und das Stolpern über herumrollende Krabbelkinder weniger. Ehe man sich versieht, sucht plötzlich nicht mehr Mama Huhn abends auf der Bettkante ihr Ei, sondern der starke Wanja das Glück.

Es ist ein seltsames, aber auch herrliches Gefühl, wenn wir zum ersten Mal in einen Supermarkt gehen, wo die Kinder nicht mehr im Einkaufswagen randalieren, sondern – ich kann es selbst kaum fassen – lieber vor dem Regal mit Plastikschisskram-Heften warten, während wir unseren Einkaufszettel abarbeiten. Aber das ist noch nicht alles. Sobald wir nicht mehr 100-mal am Tag die Schublade mit den Plastikschüsseln wieder einräumen, fangen wir auch wieder an, Bücher zu lesen. Und zwar zu Ende. Wir trinken unseren Kaffee nicht mehr aus der Mikrowelle aufgewärmt, sondern frisch aus der Maschine. Und wenn wir in ein Restaurant gehen, dann können wir unser Essen nicht nur heiß genießen, sondern müssen am Ende auch nicht mehr mit einer halben Packung Feuchttücher unterm Tisch herumkriechen. Ich bin ein echter Fan.

Das straffe Band wird elastischer

Denn so schön und kuschelig die kleinen menschlichen Wärmeflaschen sind, so schön ist es auch, wieder acht Stunden am Stück zu schlafen, im Kino zu sitzen oder auf Gartenpartys nicht mehr hinter den Wuselzwergen herzurennen, weil diese permanent Gefahr laufen, den Würstchengrill umzutorkeln. Zwar riechen ihre Köpfe leider nicht mehr nach Milch und Honig, sondern nach nassem Hund. Aber dafür muss sich auch keiner mehr auf langen Autofahrten mit fußballgroßen Schweißflecken unter den Achseln auf die Rückbank hangeln, um mit einer Rassel vor der Babyschale abzulenken. Denn wenn unsere nicht mehr ganz so kleinen Kinder beispielsweise Hunger haben, sagen sie einfach Bescheid[1] und brüllen sich nicht mehr fünfzehn Kilometer bis zur nächsten Raststätte die Seele aus dem Leib.

Alles wird einfacher, sobald das straffe Band, das von Geburt an zwischen uns und unseren Kindern gespannt ist, elastischer wird. Das denke ich jede Woche, wenn ich meine Auszeit-Insel betrete und mit nichts als Gold auf meinen Hüften am Babybecken vorbeilaufe. Oder wenn ich am Ende meiner Stunde mit den Baby-Müttern unter der Dusche stehe und die Einzige bin, in deren Schwimmtasche keine Butterkekse oder Schwimmflügel sind, sondern lediglich eine Flasche 2-in-1 gegen Haarbruch.

Ich genieße es so sehr, dass unsere Kinder mittlerweile so groß sind, dass sie sich den Schampooschaum vom Kopf waschen, sich selber anziehen und ihre Haare auf dem Gang trockenföhnen können. Also zumindest theoretisch. Praktisch versuchen sie sich schon lange nicht mehr, die herumfliegenden Haarbürstenreste fremder Leute auf dem Umkleidekabinenboden in den Mund zu stecken[2].

Für all diese Dinge bin ich sehr dankbar. So könnte es eigentlich bleiben! Der heiße Kaffee, die langen Nächte und dass neuerdings immer öfter die *Fünf Freunde* das Ins-Bett-bringen übernehmen. Wir Eltern befinden uns nämlich jetzt in

---

1 Okay, das ist natürlich geschönt. Sie sagen nicht nur einfach Bescheid, sondern fangen in der Regel an herumzunölen. Dennoch kann selbst der nöligste *Wann-sind-wir-da*-Kanon es nicht im Entferntesten mit einem hungrigen Säugling auf der Autobahn aufnehmen.

2 Ekelig, ne? Ich musste jetzt beim Schreiben tatsächlich würgen.

einer sehr speziellen Komfortzone. Und zwar in einer, in der die Kinderfüße endlich groß genug sind, um sie alleine die Treppe hochzutragen. Aber immer noch klein genug, um sich mitten in der Nacht unter unsere Decke zu schleichen.

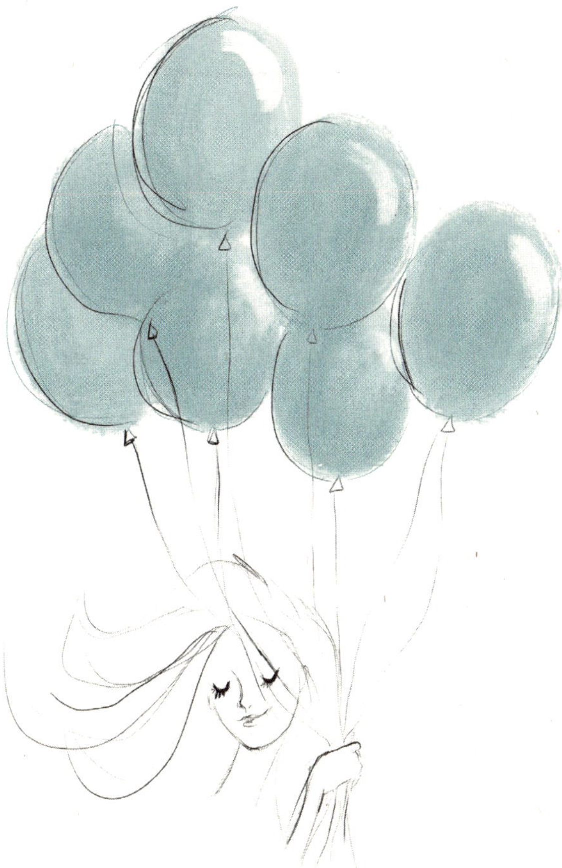

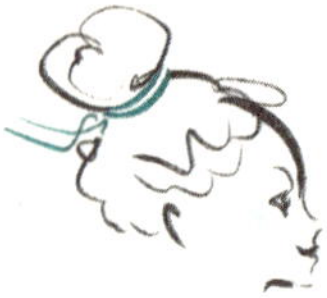

VON LISA

Ein Foto und seine Geschichte

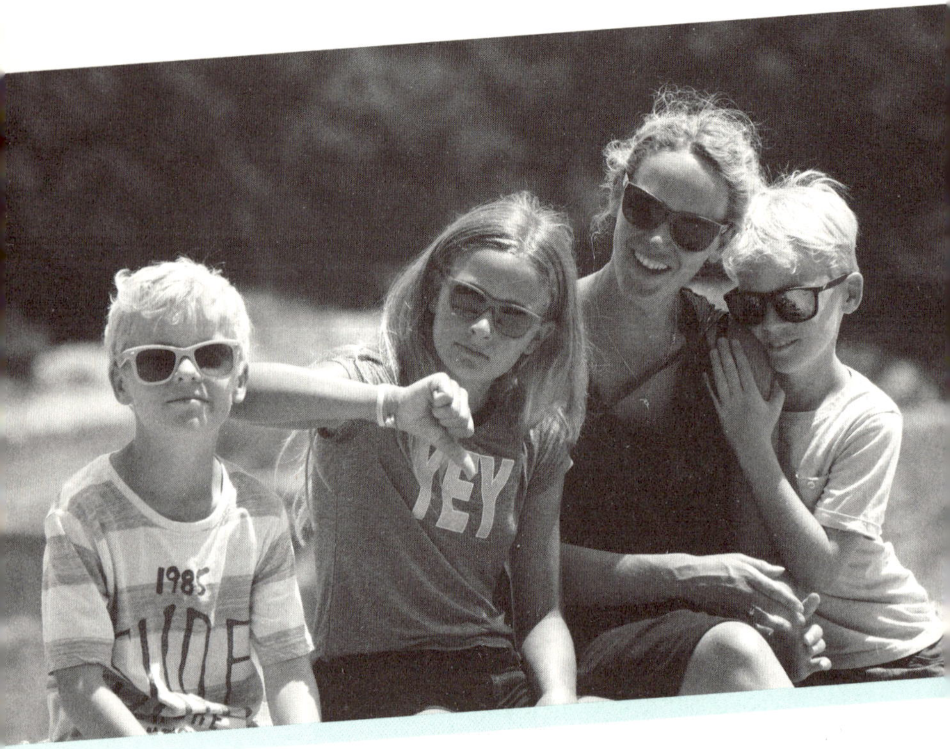

»Auf diesem Bild seht ihr uns bei über 30 Grad in einer griechischen Ausgrabungsstätte sitzen. Wir tragen coole Sonnenbrillen mit UV-Schutz (an was man alles denken muss!), und nicht alle sind gleich begeistert von dem, was wir da erleben.

Ein Sohn sitzt recht zufrieden vor den anderen, einer schmiegt sich trotz Hitze an mich (hachz) und die Tochter zeigt den Daumen nach unten, weil es ihr zu heiß und zu langweilig ist. Das pralle Leben, komprimiert in diesem Moment.

Mal läuft das eine Kind einfach so mit, mal das andere. Mal schießt dieses Kind quer, mal jenes. Wie oft wünschen wir uns, es mögen doch bitte alle mal zufrieden sein, uns diesen einen Augenblick gönnen ohne Gegenwehr ...

Wenn mich die Jahre mit den Kindern eines gelehrt haben, dann ist es, dass wir das nicht verlangen können. Dass wir Glück nicht erzwingen können. Und dass wir trotzdem glücklich sein dürfen. In diesem Moment die Söhne und ich – und im nächsten Moment wieder die Tochter.

Ist nicht die Mutterschaft auch eine ewige Reise? Eine in fremde Gefilde, die alle Sinne fordert und immer wieder überrascht? Auf die sich manche mit Reiseführern und Schalenkoffern mit gefalteter Wäsche vorbereiten und andere einfach drauflos steuern, nur mit einem Rucksack voller Neugier?

Für mich jedenfalls war es eine Abenteuerreise, als unsere drei Kinder, die da jetzt so selbstbewusst neben mir sitzen, innerhalb von nur zwei Jahren in unser Leben platzten und alles auf den Kopf stellten. Und wie bei jeder anderen Reise gab es Überraschungen, gab es schöne und nicht so schöne Momente – schlussendlich blieben die wunderbaren Erinnerungen.

So wie bei diesem Urlaub. Am Ende war er toll für uns alle – jedes Familienmitglied nahm seine ganz eigenen Glücksmomente mit nach Hause.

Und genauso wünsche ich mir das auch, wenn wir später mal zusammensitzen und an ihre Kindheit, an unsere gemeinsame Zeit als Familie zurückdenken. Dann vielleicht sogar mit einer klein-großen Glücksträne im Auge ... «

NACHWORT

Wow, was für ein neues Lebensgefühl!

Hat dir damals als frischgebackene Mama, als du todmüde und erschöpft warst, mal jemand gesagt: »Warte ab, wenn die Kinder größer sind, wird alles leichter«? Oder umgekehrt: »Kleine Kinder, kleine Sorgen, große Kinder, große Sorgen«?

Da sieht man sie schon, die Ambivalenz, mit der wir uns als Mutter so oft konfrontiert sehen. Einigen wir uns darauf: Mit großen Kindern wird es anders. Ob leichter oder schwerer oder alle fünf Minuten im Wechsel, tja, das lässt sich halt nicht so pauschal sagen.

Wow, so viel mehr Ich in all dem Wir

Wir haben lange darüber diskutiert, ob wir das letzte Kapitel wirklich »WOW, bin ich angekommen« nennen können. Denn wir wissen nicht, ob wir jemals wirklich zu 100 Prozent ankommen. Es geht ja immer weiter!

Wir tragen unser Herz seit der Geburt unserer Kinder auch außerhalb unseres Körpers. Wir wünschen uns für immer, dass es unseren viel zu groß gewordenen Babys gut gehen möge. Gleichzeitig entstehen auch wieder Lücken, die wir ganz und gar für uns – und nur für uns! – nutzen können. Die Liebe jedenfalls, die bleibt.

Und ja, irgendwie fühlt sich das auch angekommen an. Familie ist kein Ausnahmezustand mehr, sondern Alltag, unser Leben. Und wir können so stolz darauf sein, was wir bis hierher alles geschafft, erlebt und gespürt haben. Wir brauchen kein Gipfelkreuz, wir feiern lieber jede Etappe. Und zwar nicht allein!

Mütter brauchen Mütter auf ihrem Weg. Lass uns also gern in Kontakt kommen und uns austauschen. Besuch uns auf stadtlandmama.de oder schreib uns, in welchen Texten du dich wiedergefunden hast, an: wowmom@fischerverlage.de.

Wir freuen uns sehr, von dir zu hören!

Lisa und Katharina

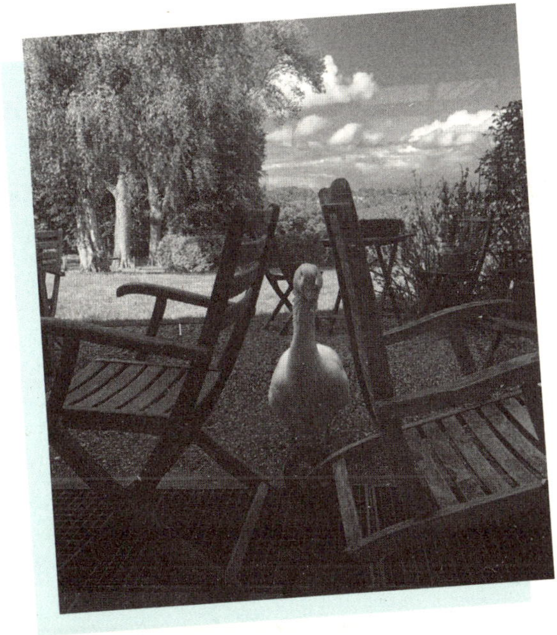

The Making-of

Dieses Buch entstand mitten in der weltweiten Corona-Krise. Statt in Ruhe diesen Mama-Mutmacher schreiben zu können, machten wir uns vor allem selbst Mut. Mut, weil uns die Pandemie Sorgen machte, während das Homeschooling und das Homekitaing wahnsinnig viel Kraft kostete.

Als klar wurde, dass wir in den Wochen des Schreibens nicht durch Schule oder Kita entlastet werden würden, dass wir sogar selbst neue Mathethemen würden einführen müssen, beschlossen wir, uns immer freitags irgendwo einzuschließen, um ungestört und in Ruhe mal zehn bis zwölf Stunden am Stück schreiben zu können. Fridays for Wow Mom-Future sozusagen. Und während Katharina dann zu ihrem Vater fuhr, um auch mal räumlich getrennt zu sein von den Kleinen, setzte sich Lisa in eine Ferienwohnung mit großer Terrassentür – und hatte dort sogar einen Kollegen, nämlich Manni, den Ganter (siehe vorherige Seite), der sie ab und zu mal anmeckerte, damit sie sich heimisch fühlte. Fast wie zu Hause also!

Was sonst noch so geschah:

- Katharinas Tochter lernte Einrad fahren
- Lisa joggte zum ersten Mal zehn Kilometer am Stück und machte das seitdem regelmäßig, bis die Knie versagten (Aua!)
- Katharinas Sohn verlor seine ersten zwei Zähne

- Lisas Jüngster lernte einen Vorwärtssalto auf dem Trampolin ... Lisas zweiter Jüngster einen Rückwärtssalto

- Wir beschulten vier Kinder – drei Gymnasiasten und eine Grundschülerin. Dabei erklärten wir das kleine Einmaleins, die Dichte von Tomaten, interpretierten Dürrenmatt und unterrichteten Teenies in Sexualkunde

- Lisa wurde mit einer unglaublichen Überraschungs-Distanzparty zu ihrem Geburtstag zu Tränen gerührt

- Lisa bekam die unglaublich schöne Nachricht, dass sie noch mal Tante wird

- Katharina musste ihr 20-jähriges Abitreffen absagen

- Wir veröffentlichten weiterhin mindestens sechs Beiträge die Woche auf stadtlandmama.de

- Wir ließen uns sofort die grauen Haare wegfärben, als die Friseure wieder aufmachten

- Lisa fuhr durch einen Buchstabendreher im Navi einfach mal anderthalb Stunden in die falsche Richtung, bis es ihr auffiel

- Lisa hatte Auftritte beim Deutschlandfunk, im WDR, sternTV und im Pinkstinks-Video, um auf die Corona-Mehrfachbelastung von Eltern aufmerksam zu machen

- Wir trafen uns in der der Zeit des Schreibens kein einziges Mal persönlich, live und in Farbe, telefonierten dafür aber zwölf Millionen Mal.

Dank

Katharinas Dank:

Ich danke Lisa. Ich bin so dankbar für uns. Du bist die Beste.

Danke an meine Familie, ich liebe euch.

Lisas Dank:

Ich danke zuallererst Katharina, meinem goldenen Puzzlestück im Vereinbarkeits-Wahnsinn. Ich danke Nicole für so viel Platz im Herzen. Dea für meine Daily Soap auf dem Zenit der Emotionen. Jule und Juliane für den treuesten Support. Jenny und Julia für Distanz-Wein-Abende. Sarah für so viel Tiefe per WhatsApp, obwohl wir uns noch nie gesehen haben. Meiner Blogfamilia-Crew, weil sie so toll ist. Meinem Karnevalstrüppchen, das mir die Vor-Corona-Zeit noch mal so herrlich versüßte. Allen, die mich mit Musik und so viel Liebe zu meinem Geburtstag überraschten. Meinen unterstützenden und wertvollen KollegInnen ebenfalls: danke.

Meiner Familie: die größte Liebe.

Gemeinsamer Dank:

Der größte Dank gilt unseren Leserinnen. Danke, dass ihr dieses Werk zur Hand genommen habt, ihr seid WOW, Moms! Ihr treibt uns an, ihr motiviert, ohne euch: kein Buch. Danke auch an alle, die uns bei »Stadt Land Mama« an der Wegstrecke angefeuert und wertvollen Input gegeben haben, wenn es darum ging, Stimmen aus dem echten Leben einzufangen oder uns Mut zu machen, wenn fast die Puste ausging. Ihr seid unsere ganz persönlichen Heldinnen!

Wir sind all jenen unfassbar dankbar, die durch wertvolle Gastbeiträge oder wichtige ExpertInnenstimmen Teil dieses Buches geworden sind. Euer Einsatz, euer Uns-zur-Seite-Springen ist uns mehr wert, als ihr es euch jemals vorstellen könntet. Wir sind gerührt und beeindruckt.

Auch der wunderbaren Kera Till danken wir, die uns wieder treu zur Seite stand mit ihren berührenden Illustrationen. Wir danken dem vertrauensvollen Team der S. Fischer Verlage, das abermals an uns und unsere Idee geglaubt hat. Wir grüßen von Herzen Tina Spiegel.

Und wir danken unserer Lektorin Dr. Sita Frey, die genau wie wir zwischen Kindern, Küche und Karriere versucht hat, aus unseren Worten Diamanten zu schleifen. Danke, danke, danke. Ihr seid mehr als nur wunderbar!

UNSERE GASTAUTORINNEN, EXPERTINNEN UND INTERVIEWPARTNERINNEN

Wow, bin ich überrascht
Julia Scharnowski, Müttercoach, Journalistin, Podcasterin und Bloggerin, Blog: doppelkinder.com, Buch: *Starke Jungs brauchen entspannte Eltern*

Christian Hanne, Autor, Blogger, Kommunikations-Experte, Blog: familienbetrieb.info (mit bestem Dank an die Men's Health Dad), Buch: *Papa braucht ein Fläschchen*

Luisa Herrling, Designerin und Achtsamkeitstrainerin, mama-timeout.de

Wow, bin ich selbstkritisch:
Alina Stiehm, Psychiatrie-Krankenschwester und Bloggerin, Blog: lieblingichbloggejetzt.de

Jasmin Gerat, Schauspielerin

Sabine Magnet, Journalistin und Autorin, Buch: *Und was, wenn alle merken, dass ich gar nichts kann?*

Marlene Ottendörfer, Autorin (mit herzlichem Dank an tollabea.de), Buch: *Zu groß für die Babyklappe*

Wow, bin ich gefordert:
Inke Hummel, Pädagogin, Bindungslotsin, Familienbegleiterin, inkehummel.de, Buch: *Miteinander durch die Pubertät*

Teresa Bücker, Publizistin, Kolumnistin, Feministin, teresabuecker.de

Wow, bin ich neugierig:
Svenja Struck, Lehrerin und DJane, bloggt als Tante Kante, instagram.com/tantekante

Laura Karasek, Schriftstellerin, Juristin, Moderatorin, Buch: *Drei Wünsche*

Wow, bin ich erschöpft:
Dr. Friederike Gerstenberg, Psychologin und Systemische Therapeutin, dr-gerstenberg.org

Laura Fröhlich, Journalistin und Bloggerin, Blog: heuteistmusik.de, Buch: *Die Frau fürs Leben ist nicht das Mädchen für alles!*

Patricia Cammarata, Autorin, Podcasterin, Blog: dasnuf.de, Buch: *Raus aus der Mental Load-Falle*

Wow, bin ich enttäuscht:
Nicola Schmidt, Wissenschaftsjournalistin, Autorin und Gründerin der Artgerecht GmbH, nicolaschmidt.de, Buch: *Geschwister als Team*

Anne-Luise Kitzerow, Zukunftsforscherin, Netzwerkerin und Bloggerin, Blog: grossekoepfe.de

Stefanie Stahl & Julia Tomuschat, Psychologinnen und Bestsellerautorinnen, Buch: *Nestwärme, die Flügel verleiht*

Wow, bin ich liebevoll:
Christopher End, Systemisches Coaching & Meditation, Podcast: Eltern-Gedöns, christopher-end.de, Buch: *Der kleine Samurai findet seine Mitte*

Sonja Lehnert, Social-Media-Expertin und Bloggerin, Blog: mama-notes.de

Heike Niemeier, Sexberatung Berlin, Mediatorin für belastende Prozesse des Alltags, heike-niemeier.de

Henrike Voigt, Projektleiterin, Freie Autorin, Coach, Blog: nieselpriem.com

Wow, bin ich zerrissen:
Dr. Karella Easwaran, Kinderärztin und Autorin, kinderarzt-easwaran.de, Buch: *Das Geheimnis ausgeglichener Mütter*

Dr. Herbert Renz-Polster, Kinderarzt und Autor, kinder-verstehen.de, Buch: *Menschenkinder*

Wow, bin ich gereizt:
Heidemarie Brosche, Lehrerin und Autorin, h-brosche.de, Buch: *Hätte ich netter schimpfen sollen?*

Wow, bin ich stark:
Kera Till, Illustratorin, keratill.com

Frauke Ludwig, Autorin, Dozentin, Gründerin von Einfach Eltern®: einfach-eltern.de, Leiterin der Trageschule Hamburg® und Mitinitiatorin des Attachment Parenting Kongresses. Buch (mit Diana Schwarz): *Baby Basics*

Vera Schroeder, Süddeutsche Zeitung; Buch: *Kleine Fluchten – großes Glück*

Wow, bin ich sehnsüchtig:
Ildikó von Kürthy, Schriftstellerin, Journalistin, Bestsellerautorin, ildikovonkuerthy.de. Buch: *Es wird Zeit*

Wow, bin ich angekommen:
Nina Massek, Bloggerin und Autorin, Blog: frau-mutter.com, Buch: *Eine Mama am Rande des Nervenzusammenbruchs*

Andrea Harmonika, Kinder- und Elternbuchautorin, Blog: andrea-harmonika.de, Buch: *Jedem Anfang wohnt ein verdammter Zauber inne*

Über uns

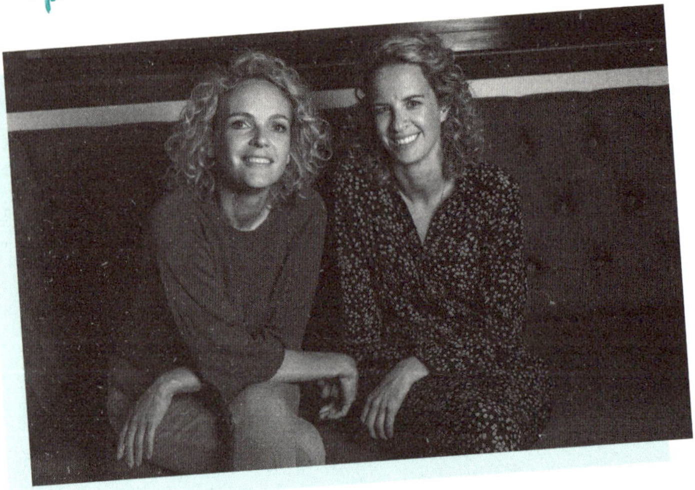

KATHARINA NACHTSHEIM (39) und LISA HARMANN (38) lernten sich auf einer Recherchereise ihrer Journalistenschule in Rumänien kennen, wegen ihrer Locken wurden sie »die Twins« genannt.Die Reise sollte jedoch erst der Anfang sein. Gemeinsam betreiben die beiden Journalistinnen und Dreifach-Mütter seit 2014 einen der größten deutschsprachigen Elternblogs, »Stadt Land Mama«, und schreiben für Medien wie Eltern, BamS, Kölner Stadtanzeiger, SZ, FAS, Spiegel Online. 2019 erschien ihr erstes gemeinsames Buch *WOW MOM – der Mama-Mutmacher fürs erste Jahr mit Kind.* Lisa wohnt mit Mann, Tochter und Zwillingsjungs in der Großfamilie im Bergischen bei Köln. Katharina hält mit ihrem Mann und den drei Kindern die Stellung in der Hauptstadt Berlin. Die Kinder sind zwischen vier und 14 Jahre alt.

KERA TILL gehört zu den angesagtesten Illustratorinnen und Modezeichnerinnen Deutschlands. Sie zeichnet für Kunden wie Chanel, Faber Castell und Vogue. Mit ihrer Familie lebt sie in München.